Samuel Hahnemann
Samuel Hahnemann

Ravi Roy
Carola Lage-Roy

HOMÖOPATHISCHER RATGEBER

Arzneimittelwesen

Lage & Roy

Impressum Homöopathischer Ratgeber
„Arzneimittelwesen“

Hörnleweg 36, 82418 Murnau
Tel.: 08841/4455; Fax: 08841/4298
1. Auflage Juli 1999
2. Auflage September 2007

Druck: Druck & Medien Heinz Späthling, Weißenstadt
ISBN: 3-929108-17-8

Inhaltsverzeichnis

Vorwort

Die Geschichte der Entstehung dieser Arzneimittelwesen begann schon vor längerer Zeit, und zwar bei den Arzneimittelseminaren von Ravi. Die lebendige und plastische Darstellung der Mittel als Personen bewirkte bei den Kursteilnehmern ein tiefes Empfinden und Verständnis für die Mittelwesen. Im Laufe der Jahre drang Ravi immer mehr zu dem Wesen der Arznei vor, bis er es selber voll und ganz war. Der Vortrag wurde zu einem Schauspiel, bei dem die feinen Nuancen des Arzneimittelwesens in der Gestik, Betonung und Erzählung ihren Ausdruck fanden. Die Kursteilnehmer waren begeistert, und es fiel ihnen viel einfacher, in der täglichen Praxis die Mittel zu erkennen. Sie fragten oft nach so einer Arzneimittellehre, um die dargestellten positiven Aspekte nachzulesen. Eine derartige Arzneimittellehre existierte jedoch noch nicht, und wir mußten die Interessenten auf später vertrösten.

An einem schönen Novembertag des Jahres 1997 klopfte die Gelegenheit an die Türe. Anne Devillard und Irene Hahner, unsere Freundinnen seit eh und je, kamen mit einem Angebot. Die beiden arbeiten für eine Zeitschrift und wollten eine neue Homöopathieserie starten. Es war genau dieser Wunsch, den wir so lange in unseren Herzen gehegt hatten. Mit Freude nahmen wir das Angebot an, obwohl viele andere Projekte anstanden. Die positive Seite der Arznei sollte der Drehpunkt sein, wobei aber das Fachwissen genauestens herausgearbeitet und dargestellt werden sollte.

Anne und Irene hatten den Artikel mit großer Begeisterung für die Homöopathie lektoriert, aber den Stil so unberührt belassen, daß es für uns eine zufriedenstellende Bestätigung war. Darüber hinaus fügte Anne Ergänzungen hinzu. Sie hat vor vielen Jahren die gesamte Homöopathie-Ausbildung bei Ravi absolviert. Aus den Seminar-Unterlagen suchte sie passende Stellen aus und fügte sie so einfühlsam ein, daß der Fluß beibehalten blieb. Wir danken den beiden an dieser Stelle für ihre liebevollen Bemühungen und die gelungene Arbeit. Für die Bearbeitung in Buchform möchten wir hier Andrea Kraus und Monika Ott, die das Manuskript auch korrigiert hat, sehr herzlich danken.

Mit der Zeit verselbständigten sich die Beschreibungen der Mittelwesen und nahmen immer mehr die Gestalt einer Erzählung an. Manchmal wurden sie so umfangreich, daß sie für die Zeitschrift gekürzt werden mußten. Die Geschichte von Arsenicum album könnte man fast märchenhaft nennen. Ferner entdeckten wir später verblüffende Ähnlichkeiten im Märchen "Der Salzprinz" mit unserer Natrium-muriaticum-Geschichte.

In diesem Buch bringen wir nun die Vollversion der zehn Erzählungen über die Mittelwesen. Diese Geschichten sollen Ihnen einen Einblick in das Gute und die Güte jedes Menschen geben und dadurch mehr Verständnis für sich selbst und andere verschaffen. Auch wenn wir uns durch eine Darstellung sehr angesprochen fühlen, sollten wir im Auge behalten, daß wir Persönlichkeiten aus vielen Wesen sind. Wenn Sie sich an einer Stelle spontan angesprochen fühlen, könnte das ein brennendes, momentanes Thema für Sie sein oder schon länger existieren, aber mit Mut und gutem Willen werden Sie es mit Sicherheit eines Tages überwinden. Vielleicht kann das homöopathische Mittel Ihnen sogar helfen, den nächsten Schritt mit mehr Leichtigkeit zu machen und Ihren Weg sicherer zu gehen.

Ravi Roy und Carola Lage-Roy

Das Wesen homöopathischer Arzneimittel

Homöopathische Arzneimittel werden meist nur unter dem Gesichtspunkt der akuten Notfallmedizin betrachtet, wo sie durch ihre rasche und sanfte Wirkung große Dienste leisten. Hinter jedem homöopathischen Mittel steckt jedoch ein charakteristisches Wesen, das sehr vielschichtig auf den verschiedensten Ebenen zum Tragen kommt. Indem wir uns auf die tieferen Impulse eines Heilmittels einlassen, wird wie bei einer Zwiebel Schicht für Schicht unsere eigentliche innere Schönheit freigelegt und der Weg zur individuellen Lebensbestimmung gebahnt. Hier werden die Mittel unter dem Gesichtspunkt der Persönlichkeitsentwicklung beschrieben.

Es ist die Aufgabe des Menschen, die göttlichen Eigenschaften in sich zu integrieren, sie zu entfalten und zu entwickeln. Jeder von uns unterliegt also dem großen Plan, alle existenziellen Grundeigenschaften in sich voll zu entwickeln. Zusätzlich besteht aber von Urbeginn an die Neigung, eine bestimmte individuelle Eigenschaft tiefer in sich zu verankern. Wenn ein Mensch einen bestimmten Grad des Verankerns dieser Eigenschaft erreicht hat, ist er in der Lage, als Brennpunkt für diese Eigenschaft zu fungieren, d. h. sie fließt ununterbrochen durch ihn hindurch und kann nach Bedarf in jeder Richtung und in beliebiger Stärke weiter geleitet werden.

Jeder Mensch entwickelt seine ihm eigene natürliche Eigenschaft in seiner eigenen individuellen Weise. Die Individualität besteht darin, in welcher Zusammensetzung alle anderen göttlichen Eigenschaften in sein Wesen integriert werden. Die Basis bildet das ihm innewohnende Grundwissen, das die bestimmte Eigenschaft beinhaltet, auf die er sich von Anfang an spezialisiert hat. Mineralien, Tiere und Pflanzen fungieren ebenfalls als Träger für die göttlichen Eigenschaften. Sie stehen uns als Helfer bzw. als Heilmittel zur Seite.

In dieser Serie wollen wir versuchen, die Heilmittel in ihrer Funktion als Trägersubstanzen göttlicher Eigenschaften aus dem Blickwinkel der Homöopathie darzustellen. Die meisten dieser Trägersubstanzen sind in der Ursubstanz jedoch durch die fortwährende negative Ausstrahlung der Menschheit unrein geworden und deshalb in ihrer ursprünglichen Reinheit kaum mehr an der Erdoberfläche zu finden, eine Ausnahme bilden dabei die Edelmetalle. Durch das von Hahnemann entwickelte Potenzierungsverfahren wird auf wundervolle Weise gleichzeitig neben der gesteigerten Wirksamkeit der Ursubstanz ein Reinigungsprozeß in Gang gesetzt, durch den auf der energetischen Ebene der reine Träger wieder zurückgewonnen werden kann.

Das Unreine ins Reine verwandeln

Im ersten Teil der jeweiligen Mittelbeschreibung werden wir versuchen darzustellen, wie diese göttlichen Eigenschaften in ihrer reinen Form durch einen Menschen wirken. Im zweiten Teil werden dann die krankhaften Auswirkungen der Verunreinigungen, die im Laufe der Menschheitsgeschichte entstanden sind und sich in den jeweiligen charakteristischen Symptomen zeigen, betrachtet.

Wir müssen uns bei jedem Heilmittel darüber im klaren sein, daß es nur der Träger der göttlichen Eigenschaft ist und nicht die Eigenschaft selbst. Wenn wir von einem Sulfur-Menschen reden, dann gehen wir davon aus, daß es dessen Aufgabe ist, die sulfurischen Eigenschaften in ihrer reinen Form wiederzuerlangen und zu entwickeln. Jeder Mensch ist noch mit einer Vielzahl dieser unreinen Formen behaftet.

Die Aufgabe eines Homöopathen ist es, dem Individuum zu helfen, so schnell und sanft wie möglich alles Unreine ins Reine zu verwandeln. Die Aufgabe hört aber mit diesem Reinigungsprozeß nicht auf, sondern fängt danach erst richtig an. Nachdem der Mensch unbeschwert seinen Weg gehen kann, hilft ihm sein Grundmittel, die positive Seite seiner Bestimmung immer mehr und besser zu entwickeln. Die Nebenmittel tragen dazu bei, die Entfaltung seiner Persönlichkeit in einer abgerundeten Art und Weise zu gestalten.

Bei den Mittelbeschreibungen sollten je nach Land und Kultur gewisse Abweichungen mit einkalkuliert werden.

Genauso können bei den Symptomenkomplexen manche Symptome sehr ausgeprägt sein, andere weniger oder sogar fehlen.

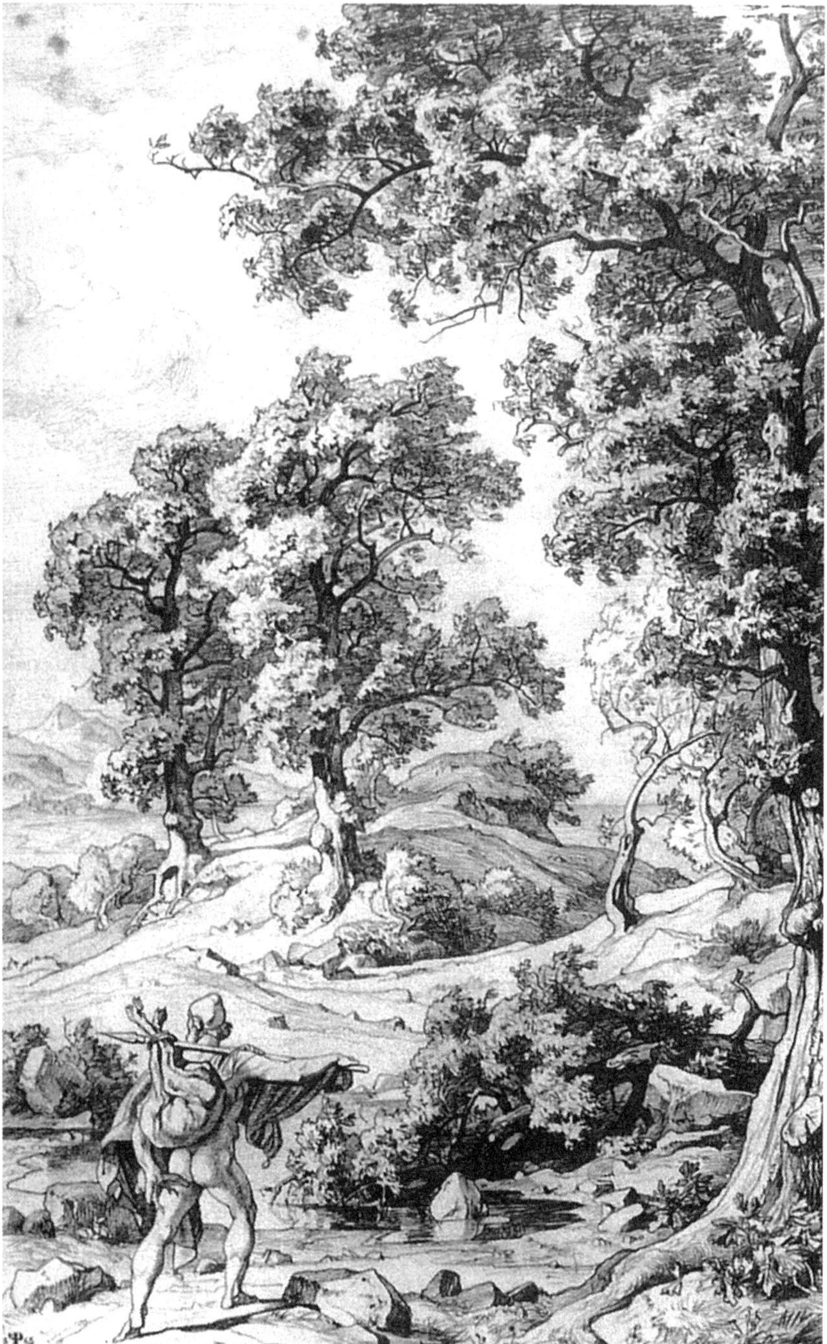

*System und Ordnung
gehören zu dem höchsten Gebot im Kosmos.
Der Sulfur-Mensch liebt geordnete Systeme,
die exakt das Vorgegebene bzw. das Vorhaben
ausführen.
Sulfur gehört zu den größten Mitteln
des homöopathischen Arzneischatzes.
Hahnemann, der Begründer der Homöopathie,
stellte Sulfur an die oberste Stelle
und nannte es das Grundwesen der Menschheit.*

Sulfur

Der Sulfur-Typ in der erlösten Form

Um Punkt 4 Uhr wacht Sulfur auf, frisch und voller Elan. Nach einem kurzem Dank an Leben und Schöpfer streckt er sich wie ein Löwe und steht auf. Seine morgendlichen Vorbereitungen – Toilette, Waschen, Anziehen – laufen in einer Präzision ohnegleichen ab. Seine Kleider liegen schon bereit und geordnet zum Anziehen sowie Körperpflegemittel, wie Öle und Cremes, und Schmuck.

Nun tritt er ins Freie und führt seine Körperübungen durch, bis er spürt, wie sein Körper sich harmonisiert. Bei der anschließenden Meditation läßt er das Licht durch sich hindurchfließen. Mit den abschließenden Atemübungen verankert er seinen Geist in seinem Herzen.

Es folgt der obligatorische Morgenspaziergang, der zwei Funktionen erfüllt: Einmal revitalisiert er seinen Geist, seine Seele und seinen Körper und bereitet ihn für all die Strapazen des Tages vor. Zweitens läßt ihn die erfrischende, kristallreine Luft das Vorhaben des Tages klar und konkret in seinem Herzen erfassen. Dies geschieht automatisch und ohne Anstrengung, indem er die Wunder der Natur genießt.

Kurz vor 6 Uhr kehrt er zurück und setzt sich an den Frühstückstisch, den er schon am Abend vorbereitet hatte. Das Frühstück ist sparsam und besteht zum größten Teil aus Frischkost. (Das Land, das Volk, die Jahreszeit und der individuelle Sulfur-Typ bestimmen den Unterschied zwischen den Gewohnheiten.) Das Frühstück ist bald beendet, er lehnt sich müßig im Stuhl zurück und bleibt einige Augenblicke ganz vertieft in sich sitzen. Dann steht er entschlossen auf und geht seinen Aufgaben nach. Dazu gehört auch, den Frühstückstisch und die Küche spurlos von irgendwelchen Zeichen des Verzehrs zurückzulassen.

effektivste Arbeitszeit morgens bis 11.00 Uhr

Die Arbeit wird jetzt mit ununterbrochener Konzentration bis 11 Uhr durchgeführt. Alle Einzelheiten waren vorher schon geplant und festgelegt, so daß die Hauptarbeit des Tages vormittags zu Ende gebracht wird. Um Punkt 11 Uhr setzt er die Zubereitung des Mittagessens in Gang (ein Teil dieser Vorbereitung wurde bereits am Vorabend getan und ein anderer Teil nach dem Frühstück). Dann zieht er sich zurück, um zur Ruhe zu kommen, seine Übungen zu machen und wieder ganz im Reinen mit sich zu sein.

Das Mittagessen ist seine Hauptmahlzeit und besteht aus vielen Gängen. Trotz der Muße geht keine Zeit mit Nichtigkeiten verloren. Hat er eine Familie oder

Freunde, benutzt er die Mittagszeit, um bis 13 Uhr mit ihnen zu plaudern, das Tagtägliche auszutauschen oder Pläne zu machen.

Der Nachmittag bis 17 Uhr wird etwas langsamer und geistiger gestaltet, unreife Pläne und größere Projekte werden ein Stück vorangebracht. Die letzte viertel bis halbe Stunde wird mit einer Rückschau auf den Tag sowie einer Vorschau auf den nächsten Tag verbracht. Der nächste Tag wird geplant und alles dafür geordnet. Neu anfallende Arbeiten werden auf die nächsten Tage grob eingeteilt.

Jetzt ist es an der Zeit, den Lebensfluß wieder zu aktivieren und ruhige Energien aufzutanken. Um 18 Uhr gibt es ein kleines nahrhaftes Abendmahl mit anschließendem gemütlichen Beisammensein. Man erörtert wichtige Fragen, erledigt Familienangelegenheiten oder sonstiges. Interessante informative Sendungen können angeschaut werden, oder man entspannt sich bei Musik.

Den nächsten Tag planen, gehört zu seinen Grundsätzen

Um 20 Uhr wird alles für den nächsten Tag vorbereitet, so daß dieser reibungslos ablaufen kann. Gute-Nacht-Geschichten werden vorgelesen, Gebete geschickt, und um 22 Uhr schläft Sulfur schon selig, bis er wieder um Punkt 4 Uhr aufwacht.

Herkunft von Sulfur

Auf lateinisch wird Schwefel als „Sulphur sublimatum“ oder „Flores sulphuris“ bezeichnet. Auf französisch heißt er „Soufre“ oder „Fleur de soufre“, auf englisch „sublimed sulphur“, „flowers of sulphur“ oder „brimstone“.

Schwefel existiert in drei Formen: kristallin, amorph (formlos) oder als weiche, ölige Substanz. Für die homöopathische Zubereitung wird die kristalline Form, die sogenannten Schwefelblüten, verwendet.

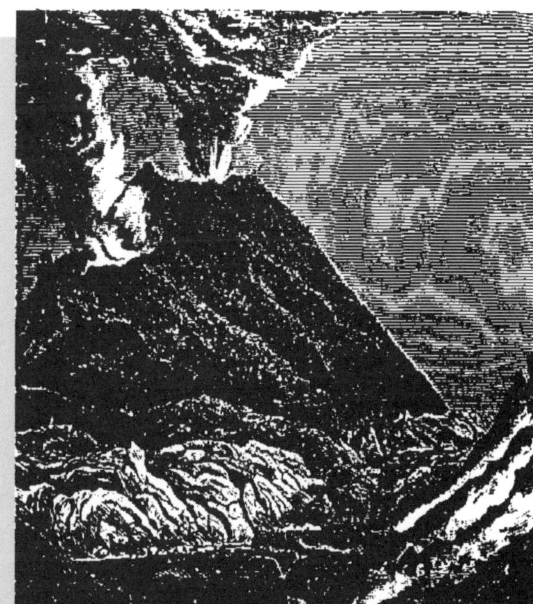

Hahnemann und Sulfur

Hahnemann berichtet in seinem Werk „Die chronischen Krankheiten", daß Sulfur seit über 2000 Jahren gegen Krätze und andere Hauterkrankungen angewendet wurde sowie bei einer Reihe von Krankheiten, die mit schlechter Blutverteilung in Verbindung gebracht werden können.

Die Vorliebe für Sulfur

Sulfur ist das beliebteste Mittel für Anfänger der homöopathischen Heilkunst. Überall, wo wir im Kent-Repertorium nachschlagen, sei es bei den großen oder kleinen Rubriken, wird Sulfur aufgeführt.
So entsteht die Vorstellung, Sulfur könne alles heilen, und der Anfänger kann verführt werden, dieses Mittel zu häufig zu verwenden. Das ist der erste Fehler. Dann hört er aus Verunsicherung nach einer Weile ganz auf, Sulfur zu verschreiben, und das ist der zweite Fehler, denn fast jeder Mensch braucht im Laufe einer homöopathischen Behandlung Sulfur.

Sulfur hat zwar einen großen Bezug zu Hautkrankheiten. Aber bei allen Hautbeschwerden sofort an Sulfur zu denken, ist auch nicht der homöopathische Weg. Die charakteristischen Sulfur-Symptome bzw. die typische Symptomenarmut müssen vorhanden sein, sonst wird der Hautausschlag auf jeden Fall verschlimmert, und zwar gewaltig. Bei Sulfur ist die Haut rauh, hart, jederzeit bereit, zum Ausschlag jeglicher Art auszubrechen. Waschen verschlimmert den Hautausschlag immer. Die Haut juckt fürchterlich, und trotzdem ist das Kratzen angenehm, sogar wollüstig – wie bei keinem anderen Mittel. Dies ist für Sulfur noch lustvoller als ein sexuelles Erlebnis. Er kratzt und kratzt weiter, bis es brennt, was ihm dann allerdings nicht mehr angenehm ist.

Geschichtlich betrachtet wurde Schwefel zum ersten Mal eingesetzt, um Sodom und Gomorrha – die biblischen Städte am Südende des Toten Meers, die von Jahwe wegen ihrer Lasterhaftigkeit vernichtet wurden – durch eine Reinigung mit Schwefel vor der endgültigen Zerstörung zu bewahren. Erst Hahnemanns ausführliche Arzneimittel-Prüfung von Sulfur am gesunden Menschen stellte seine genauen Einsatzmöglichkeiten heraus. Sulfur ist Hahnemanns größtes Antipsorinum (Mittel, das gegen das erste Miasma*, die Psora, wirkt). Sulfur produziert Tausende von Symptomen. Der berühmte Homöopath Hering schildert dieses Mittel auf 93 Seiten seiner Materia medica! Das Verständnis von dem Wesen eines Mittels erspart uns jedoch das unnötige Auswendiglernen unzähliger Symptome

*Unter Miasma versteht man die Grundstruktur bzw. Grundbereitschaft für Krankheit an sich. Ursprünglich gab es nach Hahnemann drei Miasmen, aus denen alle Krankheiten entstehen können: Psora, Sykose und Syphilis. Im Laufe der Entwicklung des homöopathischen Wissens ergaben sich weitere Mischmiasmen. Die Miasmenlehre Hahnemanns zeigt, daß kein Mensch frei ist von krankmachenden Grundstrukturen (nachzulesen in Hahnemann „Die chronischen Krankheiten").

Odysseus und das Wesen von Sulfur

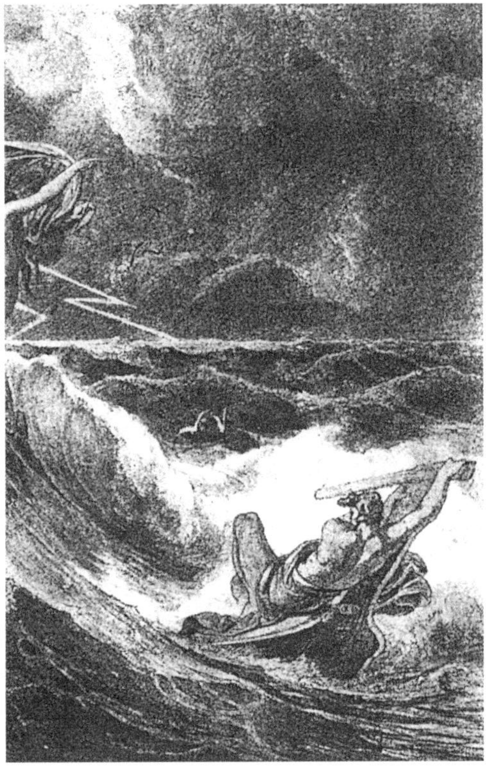

Sulfur gibt uns die Kraft, alle Hindernisse zu beseitigen

Was macht das Wesen dieses großen Heilmittels aus?
Stellen wir uns einfach die kristalline Schwefelblüte vor. Sie verkörpert die feste Struktur dieses kraftvollen Heilmittels. Eine Blume wird immer in ihrer ganz bestimmten Weise nach ihrer Struktur erblühen. Sulfur verhilft uns dazu, das zu werden, was wir im innersten Kern gerne sein wollen.
In unseren Genen ist die Anlage zu dem, was wir erstreben, schon angelegt, aber wir haben es noch nicht erreicht. Sulfur gibt uns die Kraft, alle Hindernisse auf dem Weg zum Ziel zu beseitigen, den Müll und die Schlacken, die wir produzieren zu recyclen und Neues herzustellen.
Das Wesen von Sulfur wurde von Carrol Dunham, amerikanischer Homöopath Mitte des 19. Jahrhunderts, sehr einleuchtend durch den Vergleich mit Odysseus dargestellt. Als Odysseus nach 10jähriger Irrfahrt, der Odyssee, nach Hause kam, hatte eine große Anzahl von Nebenbuhlern die Herrschaft über sein Reich an sich gerissen. Natürlich war keiner von ihnen gewillt, ihm sein Königreich zurückzugeben. So fand eine großer Kampf statt, in dem alle Nebenbuhler samt ihren Mitstreitern niedergemetzelt wurden. Nun hatte Odysseus sein Land zwar befreit, aber dieses mußte von den Spuren des Kampfes und der Fremdherrschaft gründlich gereinigt werden, um Fäulnis und Verwesung sowie dem Verfall der Sitten Einhalt zu gebieten. Zu diesem Zweck wurden die Kampfplätze bis in die letzten Winkel und die Leichen mit Schwefellösung übergossen, wodurch ein Verbrennungs- und Läuterungsprozeß durch das im Schwefel innewohnende Feuer in Gang gesetzt wurde.

Arzneimittelbild Sulfur

Umgesetzt in die Sprache der Homöopathie bedeutet dies:
Sulfur findet seine Entsprechung bei Krankheitsprozessen, die mit Entzündungen einhergehen. Nachdem das erste Stadium, also das akute Entzündungsstadium (der große Kampf) vorbei ist, befinden sich große Mengen von Krankheitsstoffen im Körper. Diese müssen beseitigt werden, damit der Organismus wieder normal funktionieren kann. War der Mensch vorher mehr oder weniger in Körper, Geist und Seele gesund, schafft er diesen Prozeß ohne weiteres.

In dieser Phase der Reinigung sind allerdings andere Körperfunktionen eingestellt. Der Körper will nichts Neues zu sich nehmen, nichts anderes angehen. Es besteht lediglich das Bedürfnis, alle Schlakken auszuscheiden oder umzuwandeln. Aus diesem Grund liegt beim Patienten ein Mangel an Symptomen vor bzw. alle vorhandenen Symptome sind unspezifisch, sozusagen von allgemeiner Natur. Es herrscht Appetitlosigkeit, eine gewisse Körperschwäche und Unlust. Dem Menschen ist meist zu warm, zumindest friert er nicht, (denn nach einer Schlacht schwitzt man, und es ist einem heiß). Es besteht großer Durst auf Warmes, zumindest nicht auf Kaltes. Reinigung geht meist besser mit warmen Flüssigkeiten vonstatten.

Sulfur kommt also in Frage im zweiten Stadium jeder Entzündung, vor allem am Ende davon.

Symptomenkomplex von Sulfur

- *Mangel an Symptomen*
- *unspezifische Symptome*
- *Appetitlosigkeit*
- *Hitzegefühl mit oder ohne Schwitzen*
- *Schwäche - durch geringste Anstrengung wird ihm heiß und er kann stark schwitzen*
- *Unlust*
- *großer Durst auf warme Getränke.*

Wichtig bei:

- *Entzündungen, die leicht chronisch werden*
- *nach akuten Erkrankungen*
- *nach Antibiotika*

Nach einer akuten Erkrankung kann dieser Sulfur-Zustand länger oder kürzer anhalten. Die Länge und die Intensität der Symptome hängt davon ab, wie stark das Miasma Psora aktiviert wurde.

Auch die Art der Behandlung spielt eine wichtige Rolle bei der Aktivierung von Miasmen. So wirken beispielsweise Antibiotika als sehr „grobe Waffen“ im Körper, die neben den Bakterien auch viele lebensnotwendige Mikroorganismen im Darm vernichten. Sie rauben dem Körper viel Kraft, der dadurch oft in einen Sulfur-Zustand gerät: Der Organismus hat keine Lust mehr, die

Schlacken („Zell-Leichen") zu beseitigen! Aus diesem Grund ist Sulfur das wichtigste Mittel nach Antibiotikabehandlung.
Nach einer akuten Erkrankung kann der Sulfur-Zustand subakut, subchronisch oder chronisch werden. Es können dann die verschiedensten Sulfur-Symptome entstehen. Unsere Aufgabe ist es, den roten Faden bzw. den gelben Schwefelfaden zu erkennen; auf diese Weise werden wir das Wesentliche von Sulfur immer in den Symptomen finden können.
Sulfur kommt zum Einsatz bei Entzündungen, die von vornherein chronisch verlaufen und in ähnlicher Weise nur sehr schwer ausheilen. In einem chronischen Verlauf können wir auch folgendes beobachten: Es gibt immer wieder Versuche des Organismus, die Situation zu meistern, alle Schlacken zu beseitigen; eine Reinigung findet statt, die Energien fließen. Der Sulfur-Mensch fühlt sich wohl, und in diesem Moment, in dem scheinbar die Ordnung wieder hergestellt ist, kehren die alten Symptome in voller Intensität zurück.

Hinterfragen bis zum Geht-nicht-mehr

Dies ist ein Grundzug von Sulfur: Nachdem Ordnung wiederhergestellt ist, möchte er diesen schönen Zustand genießen und möchte mit dem vorherigen Zustand der Unordnung nichts mehr zu tun haben. Um Ordnung zu halten, muß man jedoch immer wieder den ursprünglichen Zustand herstellen, da bei der Arbeit immer „Unordnung" und Abfall produziert wird. Der Sulfur-Mensch möchte sich aber nicht um diese Dinge kümmern. Er hat eine merkwürdige Vorstellung, daß der Abfall sich auf magische Weise auflösen möge. Und so produziert er in kürzester Zeit wieder einen Berg Müll.
Der Sulfur-Mensch geht dieses Problem in der verschiedensten Art und Weise an. Denn er ist ein weiser Mensch, der gerne philosophiert. Er besitzt alle möglichen Weisheiten und neigt dazu, ständig Reden darüber zu halten. Er könnte tagelang über ein Thema reden und diskutiert gerne bis in die tiefe Nacht hinein. Er kann so lange diskutieren, daß er - wenn ihm nichts mehr einfällt - fragt:„Und woher kommt Gott?" (Das Sulfur-Kind ist das Kind, das immer „Warum" und nach Gott und der Welt fragt)
Sulfur möchte zum Hintergrund einer Sache vordringen. Ihn interessiert das Wie: „Wie mache ich das? Wie funktioniert das? Es ist mir wichtig herauszufinden, warum...". Er geht dann zu einem Freund und redet mit ihm darüber: „Wie gehst du an die Sache ran? Was meinst du?" Er fragt und fragt, aber in dem Moment, in dem er die vielen Informationen in die Tat umsetzen müßte,

hört er auf. Der Sulfur-Zustand liegt also vor dem Tun. Deshalb ist Sulfur angezeigt bei Menschen, die sich in einer Entwicklungsphase befinden und schon genau wissen, was sie machen müssen, es aber noch nicht in die Tat umsetzen können.

Aus diesem ständigen Hinterfragen oder diesem Größere-Pläne-Schmieden und Wie-man-etwas-gründlich-machen-kann kommt Sulfur nicht heraus. Statt zu handeln und den Müll zu beseitigen, fängt er an, sich Gedanken zu machen: „Wenn das Ding in die Mülltonne kommt, wird es verbrannt und belastet die Umwelt. Wie könnte man noch einen Nutzen daraus ziehen?" In der Zwischenzeit wächst der Müll um ihn herum, und er fängt an, daran zu ersticken.

Das Sulfur-Kind stört sich nicht am eigenen Dreck – es leckt sogar seinen Schweiß oder seine Nasenabsonderungen ab.

Um diesem Gestank zu entkommen, geht er draußen spazieren. Wenn er an der frischen Luft ist und richtig in Bewegung kommt, hat er das Gefühl, es geschieht endlich etwas. Das macht ihn froh, und er fühlt sich ungemein wohl. Er vergißt alle Sorgen und die Müllentsorgungsprobleme nach dem Motto: „Aus den Augen aus dem Sinn". Dies ist ein ständiges Spiel mit sich selbst. Er dreht sich einfach um oder bemerkt die Unordnung gar nicht. Nach und nach kann die Unordnung und das Leben in einem Müllberg das Normalste von der Welt für Sulfur werden.

In diesem Sinne kann er sich von nichts trennen, nichts wegschmeißen. Einerseits weil es ihm gefällt, andererseits könnte er vielleicht doch eines Tages etwas von prächtiger Schönheit daraus herstellen. Also liegen die Trümmer und Relikte der Vergangenheit in jeder Ecke und jedem Winkel seines Hauses, der Keller ist voll von altem Gerümpel, worüber man stolpert (denn das Licht ist sicher defekt). Ihm aus diesem Zustand ohne Homöopathie herauszuhelfen, ist fast ein Ding der Unmöglichkeit. In manchen helleren, klaren Momenten, wenn er die Möglichkeit spürt, eine Grundordnung zu schaffen, überfällt ihn gewissermaßen die Horrorvision, jahrelang nur noch mit Aufräumen beschäftigt zu sein. Dies verdirbt ihm gleich die Lust zu arbeiten. Also macht er meist oberflächlich ein bißchen sauber. Fängt er etwas mit kindlicher und ahnungsloser Begeisterung an, wird ihm bald der Aufwand seines Unternehmens deutlich. Er wird dann ungeduldig, möchte die Arbeit einstellen und zu einem späteren Zeitpunkt, „wenn es günstiger ist", angehen. Gerade in diesem Moment wäre ein Spaziergang ideal oder ein Gespräch mit einem Freund wichtig. Er hat auf alles eine Antwort parat: „Frische Luft und Bewegung gibt einem neue Kraft und Elan, um später guten Mutes weiter zu arbeiten." Was Sulfur einmal aufgeschoben hat, ist für immer aufgehoben!

Trotz der besten Vorsätze immer wieder rückfällig

Selbstverständlich hat man nach einem Spaziergang einen gesunden Hunger. Den Körper darf man ja auch nicht vernachlässigen. Nach der guten Mahlzeit inklusive einem leckeren Dessert (am liebsten eine Sahnetorte, aber ohne den Boden, denn er verträgt keine stärkehaltige Nahrung) hat Sulfur Lust, die Stunde wohlig zu genießen. Sulfur ist mehr Gourmand als Gourmet: Salat, Chips, Steak, Käse, Butter, Sahne und – ein Bier, unbedingt! Er hat fast immer Verlangen nach Alkohol, besonders nach groben Sorten wie Schnaps und Bier. Er neigt zur Trunksucht. Oft trinkt er heimlich, weil er vor allen Freunden beteuert hat, mit dem Trinken aufzuhören, es letztlich aber doch nicht schafft. Dabei weiß er, daß Trinken von Alkohol ihm schadet. Aber er kann es nicht lassen. Er nimmt sich immer wieder vor: „Ab heute...", hält einen Tag aus, und schon wird er wieder rückfällig. Überhaupt ist Sulfur ein Rückfallmensch, nicht nur in bezug auf Alkohol.

Seine Lieblingsspeisen und -besitztümer kann er doch nicht aufgeben!

Gerade wenn der Sulfur-Mensch sich nach dem Essen mit größter Disziplin zum Arbeiten zusammenreißt, ruft ein guter Freund an. Sie haben sich lange nicht gesehen! Und jetzt tritt die nächste Sulfur-Weisheit in Aktion: Wer weiß, wann wieder solch eine gottgegebene Gelegenheit auf mich zukommt?

Es ist schon spät am Abend, morgen ist wieder ein Tag, manjana, manjana! „Ich werde morgen ganz früh aufstehen und schnellstmöglich die Arbeit zu Ende bringen."

Wie es das Schicksal aber will, kann der Sulfur-Mensch schlecht schlafen. Er schläft zwar ein, wacht aber nach einer Stunde wieder auf und macht sich Gedanken. Er schläft wieder ein, wacht jedoch zwischen 3 – 4 Uhr wieder auf und denkt sich bis 6 – 7 Uhr müde. Gerade zu der Zeit, als er sich vorgenommen hatte aufzustehen, schläft er endlich tief und selig ein. Als er endlich gegen 11 Uhr wieder aufwacht, ist der Morgen schon sehr weit fortgeschritten. Dann hat er eigentlich keine Zeit mehr, sich zu waschen, denn er muß ja so viel erledigen! Vielleicht nachmittags um 17 Uhr zieht er sich an, macht bestenfalls noch eine „Katzenwäsche". Rasieren? – heute nicht! So wirkt Sulfur nicht besonders gepflegt. Seine Haut und Haare sind derb und struppig, sein Bart ist ungekämmt und verfilzt.

Draußen aber ist ein herrlicher Tag. Die Sonne lockt. Wer weiß, wann sie wieder scheinen wird? Ein Spaziergang stünde an. So vergeht der Sonntag. Am Montag ist er wieder in der Routine des Alltags gefangen. Für das kommende Wochenende hat er einen Ausflug geplant, und so vergehen Wochen, Monate oder Jahre, bevor Sulfur sich aufraffen kann, einen erneuten Anlauf des Aufräumens zu wagen. Diesmal fällt ihm gleich auf, daß ihm so keine richtige Ordnung gelingen wird. Um eine Grundordnung zu schaffen, muß man erst richtig planen, verschiedenes besprechen und besorgen, vielleicht Freunde (Experten) zu Rate ziehen usw. Daraus können wiederum andere Notmaßnahmen entstehen, so daß Sulfur entweder doch nichts schafft oder nur mühselig ein wenig, und dann reicht es ihm bald, denn seine Geduld ist schnell erschöpft. Er sagt sich: „Hauptsache, man bewältigt die tägliche Arbeit *„gut"!*".

Wichtigste Sulfur-Symptome

- Mit diesem Hintergrund können wir die wichtigsten oben genannten Allgemeinsymptome von Sulfur erweitern:
- Unlust, die mit Schwäche einhergeht. Dies ist keine Schwäche der Vitalität, denn Sulfur kann im chronischen Zustand von einer Minute auf die andere voller Kraft und Elan sein.
- Kräftige Bewegung und frische Luft vitalisieren ihn.
- Länger sitzen macht ihn schlapp.
- Stehen ist am schlimmsten.
- Sehr schnell trägt ihn sein Rückgrat nicht mehr.
- Plötzlich kann ihn ein Hungergefühl überfallen, vor allem um 11 Uhr. Dabei wird er ganz schwach und muß sofort essen.
- Schlechte Blutverteilung. Die Folgen davon sind: Hitze auf dem Scheitel mit kalten Füßen oder heiße, brennende Füße, rote Körperöffnungen (Lippen, Nasenränder, Ohren, Augenlider, After, Vulva, Hoden, Harnröhre). Nach Zwiebeln riechender Schweiß, vor dem er sich ekelt.
- Abscheu gegenüber Wasser.
- Unsauberkeit kann er aber auch nicht ertragen.
- Was ihm einmal gefallen hat, liebt er bis zum Ende seines Lebens, so kann er in Lumpen herumgehen und die höchsten Weisheiten von sich geben, wie z. B. „Sauberkeit ist gleich Göttlichkeit". Er übersieht dabei, daß seine Lieblingsjacke seit 20 Jahren nicht gereinigt wurde!
- Der Sulfur-Mensch ist zwar ein guter Redner und Philosoph, aber wenn es um ihn selbst geht, fällt ihm nichts mehr ein, außer zu kokettieren.

Die positive Affirmation für Sulfur lautet: ***„Ich mache es jetzt!"***

Eines der häufigsten homöopathischen Mittel, das sich unter anderem im Kindesalter so segensreich auswirkt, ist Calcium carbonicum. Nach der richtungsweisenden Eigenschaft von Sulfur, verschafft uns Calcium das notwendige Gerüst, um allen Widrigkeiten des Lebens standzuhalten.

Calcium

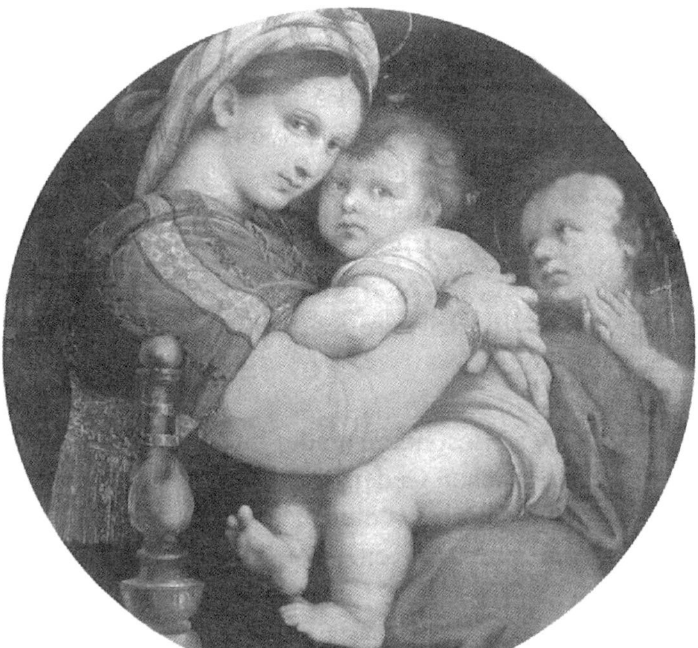

Der Calcium-Typ in der erlösten Form

Vor langer, langer Zeit baute sich Calcium aus den besten ihm zur Verfügung stehenden Materialen seinen Körper, seinen Geist und seine Seele. Er suchte nach den sorgfältigsten, emsigsten und gewissenhaftesten Herstellern der verschiedenen Materialien sowie nach Architekten und Baumeistern und bat um Hilfe, seinen Körper zu gestalten. Für sein Herz, das das zentral regierende Organ des Universums ist, nahm er sich besonders viel Zeit. Mit Hilfe der Universalen Mutter wurden die erlesensten Stoffe und Fäden aus seinem Reichtum ausgesucht und in das Herz sorgsam eingebaut.

Auf der Erde wurde ein wohlhabendes Ehepaar gefunden, das sich mit großer Freude bereit erklärte, Calcium bei sich aufzunehmen. Die Eltern waren nicht nur im irdischen Sinne reich, sondern besaßen auch großen soliden und geistigen Reichtum. Sie lebten auf einem kraftvollen, friedvollen, wohlfunktionierenden Gutshof an einem sonnigen Berghang, umgeben von einer prachtvollen Natur. Die Tiere lebten frei an einem bogenförmigen Eck des Hofes, kamen und gingen nach Herzenswunsch. Alles hatte seinen Platz und wurde emsig und liebevoll sauber und in Ordnung gehalten.

Als die Eltern dem neugeborenen Calcium ins Auge schauten, hatten sie das Gefühl, es spräche mit ihnen. Rund, pummelig mit kräftiggebauten Armen, Beinen und Rumpf schaute es sie mit seinen leuchtenden Augen und seiner rosigen Haut an. Sehr sanft genoß Calcium die Vormilch und schlief dann friedlich drei Tage lang fast durchgehend, bis die Muttermilch einschoß. Ein genauer vierstündiger Rhythmus stellte sich ein, wobei nachts eine Stillzeit ausfiel und Calcium acht Stunden durchschlief.

Der Calcium-rhythmus ist eins mit dem Mond

Punkt sechs Uhr wachte er auf, gurrte geduldig und friedvoll, bis die Mutter ihn an die Brust nahm. Eine Entwicklungsphase floß in die andere über. Die eine wurde abgeschlossen, die nächste begann unauffällig – wie die Mondphasen. Eines Tages stand tatsächlich Calcium vollmondig da, in voller Pracht.

Der gemütlich dastehende Calcium tat seinen ersten Schritt. Für die Muskeln seiner dicken, kraftvollen Beinen war die Bewegung noch ungewohnt. Aber Tag für Tag wurden die Bewegungen geschmeidiger. Bald sprang, hüpfte und lief er. Immer war ein Rhythmus zu beobachten in seinen Bewegungen. Sie waren gemächlich, ohne Hast. Wenn er rannte, schien es nicht besonders geschwind zu sein, wobei er ganz schnell werden konnte, wenn es notwendig war.

Die lallenden ersten Laute bildeten sich nach und nach zu bekannten Lauten, Worten und Sätzen. Bald bemerkten die Eltern sein Interesse für Musik und Rhythmus. Tanzen, Singen, Klavierspielen, Reiten, Bogenschießen – mit sieben Jahren war schon der Grundstein für all diese Künste bei ihrem vielbegabten Kind gelegt. Lesen, Schreiben, Rechnen, Zeichnen und tägliche Rituale bereiteten ihm viel Freude. Das Vorlesen von Geschichten über Helden und Engel und vor allem das Beten waren Rituale, die Calcium dazu verhalfen, sich tief in sich selbst zu verankern.

Calcium betrachtete jeden Lernprozeß als winzige, aufeinander folgende Schritte. Jeder Schritt war wie ein kleiner Baustein. Erst wenn einer fertig und fest verankert war, dann ging er den nächsten an. Zwischen jedem Schritt legte er eine kurze Pause ein, dann ging er zügig weiter, aber ohne Eile. Alles wurde sehr bedächtig und mit höchster Konzentration vollbracht.

Calcium wuchs und gedieh. Alle Facetten seiner vielseitigen Künste lernte er kennen. Mit 21 Jahren waren alle Feinheiten ausgearbeitet und in sein Wesen integriert, sein kraftvoller, großer, fleischiger Körper war höchst geschmeidig und feinfühlig. Er hatte viel von der Welt gehört, aber sie noch nicht kennengelernt. Eines Tages verabschiedete er sich von seinem Elternhaus und ging in die weite Welt hinaus. Anfänglich war er überrascht und verstand nicht, warum die restliche Welt es nicht so gut hatte wie er. Nach und nach wurde es ihm jedoch klar: Die anderen hatten einfach nicht die Möglichkeiten und Voraussetzungen wie er gehabt. Sein mitfühlendes Herz schrie nach Erbarmen und wollte helfen. Auf einmal erkannte er, daß jeder Mensch in sich den Samen der inneren Größe trug. Den Samen müßte man nur in die geeignete Erde legen und ihm Kalk und Wasser sowie andere Nährstoffe zuführen. Der Geist von Calcium, erfüllt mit höchster Intuition, und seine scharfe Intelligenz erfaßten sofort, daß es keinen Sinn hatte, der ganzen Welt die Lösung auf einmal anbieten zu wollen, er mußte im Kleinen beginnen.

Wo die Not am größten ist, sind die Menschen am empfänglichsten (ein wohlhabendes Land braucht ihn nicht unbedingt). Sein Herz führte ihn zu einem Ort, an dem er haltmachen wollte. Ganz unauffällig fing er an, die Grundbedingungen für den Samen zu schaffen: Er sorgte für eine saubere Umgebung, einfache, gut gelüftete und saubere Wohnungen, für reines Wasser und kräftige Nahrung. Die Natur der Umgebung machte er sich schlicht und einfach zunutze. Nichts Fremdes ließ er einschleichen. Es wurden kein Fechten, Kung-Fu oder esoterische Tänze eingeführt. Er beobachtete die einheimischen Künste und lernte sie kennen und lieben. Sein Geist und sein Körper waren so beschaffen, daß das Neue bei ihm als Altvertrautes empfunden und angenommen wurde.

Je nachdem, in welchem Land er sich befand, lehrte er die Einheimischen ihre Sportarten und Künste noch mehr in ihr tägliches Leben zu integrieren, wie z.B. den Speerwurf, die Steinschleuder, den Stockkampf oder abends am Feuer sitzend den Bauchtanz. Die Grundprinzipien waren in ihm so eingefleischt, daß er diese Künste mit Leichtigkeit meisterte

Einfache, aber hoch effektive Schulen wurden eingerichtet. Die landeseigene Heilkunst wurde erforscht und zu einfacher Handhabung der Gesunderhaltung umgesetzt. Sein Motto war: „Ein zufriedenes und glückliches Herz kennt keine Krankheit“. Der Griff nach schädlicher Chemie und der Hang zu schlechten Gewohnheiten drücken die Verzweiflung eines verloren gegangenen Herzens aus.

Eines Tages war eine selbsterhaltende und selbstfunktionierende Gemeinde entstanden. Mit demselben Gleichmut wie damals vom Elternhaus verabschiedete er sich, die weitere Entwicklung überließ er seinen hochgeschätzten „Geschwistern“ – Nux vomica und Lycopodium. Zwei seiner treuen und begabten Schüler begleiteten ihn. Die nächste Dorfgemeinde hatte schon von ihm gehört und empfing ihn mit Freude und Respekt. Und so vergrößerte sich der Kreis seines Wirkungsbereiches...

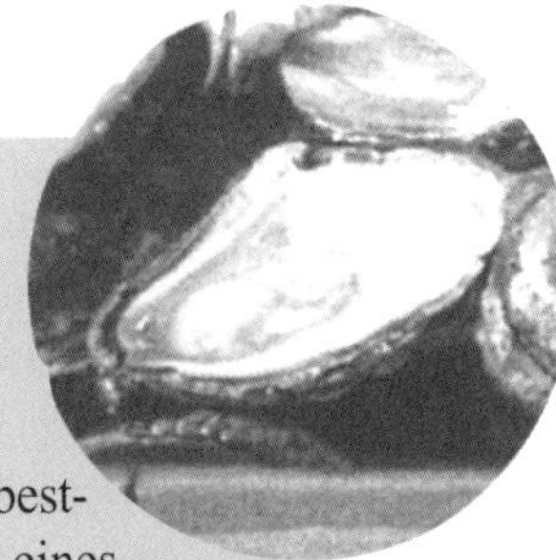

Herkunft von Calcium

Calcium carbonicum wurde von Hahnemann aus dem mittleren Teil der Austernschale, in der der reine weiße Kalk zu finden ist, hergestellt. Es heißt rechtmäßig „Calcarea ostrearum Hahnemannii" und ist das homöopathisch bestgeprüfte Kalksalz. Mit Sulfur und Lycopodium ist Calcium eines der größten Antipsorika. Fast jeder braucht im Laufe seines Lebens diese drei Mittel: Sulfur zeigt, wie die Dinge zu machen sind, Calcium befestigt das Gerüst und Lycopodium führt es aus.
Die Natur kennt viele Erscheinungsformen des Kalks: die Bergketten auf der Erdkruste, das Gehäuse der Schalentiere, Baumaterialien menschlicher Bauwerke. Will die Natur etwas aufbauen und in Form bringen, ist Kalk unentbehrlich. Auch der Mensch kann ohne ein solides Knochengerüst auf dieser Welt nicht bestehen. Calcium verleiht ihm Festigkeit und ein steifes Fundament, worauf er sein Leben aufbauen kann.

Tief verborgene Schwäche

Wie kommt es dazu, daß diese feinen Qualitäten von Kalk verschmutzt wurden? Ach, die Welt ist verrückt geworden und hat unreinen Kalk hineingebracht. Jahrelange, jahrzehntelange, jahrtausendelange Verzögerungen, und jetzt möchte Calcium, da die Lage brenzlig geworden ist, von heute auf morgen alles vollziehen. In Folge dessen hat er verlernt, auch bei seelischen Bränden, sachgemäß zu handeln und zu sorgen, weil die Grundregeln der Handlungen gar nicht geübt worden sind.
Diese verrückten Nux vomicas und Lycopodiums, die herumlaufen und schreien: „Wer hat den Brand ausgelöst? Welcher dummer Mensch hat nicht aufgepaßt?" anstatt erst den Brand zu löschen. Wenn sie danach wenigstens vernünftig werden würden! Aber nein! Sie wollen in ihrem alten Fahrwasser schnellstens weiterschwimmen. „So viel Zeit ist verloren! So viel Zeit ist verloren!" schreien sie und werfen mit ihren Belehrungen umher.
Calcium braucht viel Zeit und meint, viel Zeit zu haben. Jede Lektion, jede Handlung besteht aus vielen Schritten. Calcium arbeitet detailliert. Jede Ablenkung verzögert die Vollziehung des Schrittes. Die Verzögerung eines

Details bedeutet, daß das nächste warten muß. Calcium hat vor ewigen Zeiten schon angefangen, sich auf die Eventualitäten hin vorzubereiten. Sein mit Mitleid gefülltes Herz arbeitet aber gegen seine Vernunft. Um bestimmten, dringend gewordenen Eventualitäten entgegen zu wirken, mußten Schnellkurse (Crash-Kurse) durchgezogen werden. Dies steht aber in krassem Widerspruch zu seinem Wesen. Seine gemütliche und gemächliche Art verlangt erholsame Pausen. Pausen wurden aber gekürzt und statt dessen wurde aktives Erholen durch hochkarätige Atem- und Bewegungstechniken eingebaut. Calcium braucht das Zurückziehen, die Stille, das Massieren und das Baden. All die neuartigen Dinge geben ihm zwar ein Gefühl von unbesiegbarer Kraft, aber sie lassen Lücken zurück. Wichtige Bausteine in den sieben Energiezentren (Chakren), wie das Erhalten der Energie und die ausbalancierte Handhabung, sind lückenhaft, manchmal sehr mangelhaft. Calcium spürt aber diese Mängel in keinster Weise.

Calcium stärkt sich mit allen Mitteln, aber der schwache Kern bleibt.

Die Realität sieht jedoch anders aus. Schon bei der Empfängnis merkt Calcium seinen Fehler: „Ach je! Meine lieben Eltern haben zwar die besten Wünsche für mich, aber sie sind zu schwach, ihre Versprechungen zu halten. Sie haben genau die gleichen Mängel wie ich und sind sich dessen gar nicht bewußt, geschweige denn bemüht, sie zu überwinden. Sie leben in der Hoffnung, die Dinge haben ihre Richtigkeit und werden schon in Ordnung kommen". „Nein!" schluchzt Calcium im Mutterleib, „so geht es nicht, man muß sich doch anstrengen! Oh Gott! Auf was habe ich mich eingelassen?" Er sieht seine hoffnungsvollen Träume auf dem kalten Boden der Realität zerschmettert.
Für den positiven Calcium-Typ ist es ein Ding der Unmöglichkeit, vor sich hinzuleben, in der Hoffnung, daß die Dinge ihre Richtigkeit haben und von alleine in Ordnung kommen werden. Er versucht, Maßnahmen zur Weiterentwicklung zu treffen, aber immer steht er vor der Entscheidung: entweder den einen Schritt zu vollenden oder den nächsten, der sich unverschämt herangeschlichen hat, anzugehen, ohne dann allerdings den letzten abzuschließen. Und zwischendurch hegt er die Hoffnung, Zeit zu finden, um das Ganze abzurunden. Es ist, wie man auf englisch sagt, „a ratrace", d. h. ein rücksichtsloser Wettstreit.
Das Endziel einer Schwangerschaft ist die Geburt. Mit all seinen Fähigkeiten hätte Calcium es vielleicht richtig gut geschafft, wenn nicht seine Mutter...! Von der Begeisterung anderer angesteckt, läßt sie sich überzeugen, einen

„Thriller“ (Aliens 2) im Fernsehen anzuschauen. „Besseres gab es lange nicht“, sagen die anderen, „solch spannende Szenen!“. Schweißgebadet steht sie vom Film auf. Sie merkt, wie das warme Blut sickert. Es kommt zu starker Blutung. Mit größter Mühe, viel körperlicher und geistiger Ruhe gelingt es ihr, es zu stoppen. Wertvolle Zeit und Energie gehen verloren. Ein Rückschlag für Calcium. Die Mutter hätte auch zum Homöopathen gehen können und das heilsame Mittel Calcium erhalten. Wenn das alles gewesen wäre, hätte Calcium sich kein Kopfzerbrechen machen müssen.
Kaum hat sich die Mutter erholt, meldet sie sich zu einem Skikurs an. Die ungewöhnliche Anstrengung löst erneut Blutungen aus. In seiner Verzweiflung fängt Calcium an, Substanz anzusetzen. Rund, pummelig und dick schlüpft er aus dem Mutterleib heraus. Er sieht ganz kräftig aus. Man sieht ihm die eigentliche tiefliegende, innere Schwäche nicht an.

Arzneimittelbild Calcium

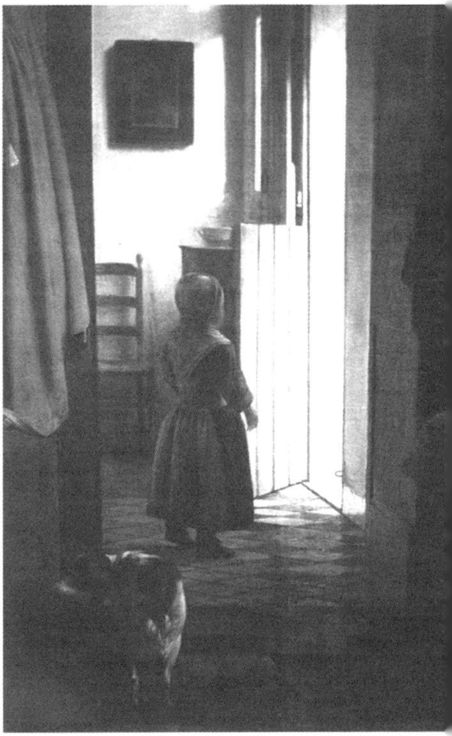

Calcium carbonicum paßt besonders gut für sogenannte „leukophlegmatische“ Menschen, die der 5 „F“-Konstitution nach Noel Puddephatt entsprechen:
F-at = fett
F-labby = schlaff
F-air = blaß
F-ear = Furcht
F-aint = kraftlos, ohnmächtige Schwäche
Der Kopf ist groß (verwandt mit Belladonna), die Gesichtszüge sind wie grob gemeißelt, die Haut ist blaß wie Kalk. Die Fontanellen sind bei Kleinkindern lange offen, über das erste Lebensjahr hinaus. Die Kinder sind dick, eher aufgeblasen, blaß. Sie haben meist einen dicken Bauch und dünne Extremitäten. Das Wachstum ist unregelmäßig, verläuft in Schüben. Die Sekretion und Assimilation, d. h. die Bildung körpereigener aus von außen aufgenommenen Substanzen, ist verlangsamt. Es kommt so weit, daß die Knochen

nicht mehr wachsen und nur die Knorpel entwickelt sind. Die Wirbelsäule ist so schwach, daß das Kind nicht sitzen kann. Nicht das Nervensystem ist in erster Linie betroffen, sondern die Nervensubstanz wird infolge der mangelhaften Assimilation nicht mehr richtig ernährt, was spontan zu Krämpfen und großer Erregung führen kann.

Das Mittel Calcium carbonicum kommt also in Frage bei fehlerhaften physiologischen Prozessen, wenn eine sekundäre Assimilation nicht richtig stattfindet. Dies sind Prozesse, in denen der Körper nicht mit Heftigkeit auf einen Reiz reagiert, sondern versucht, in einer passiveren Art diesen Reiz zu beseitigen. Es entsteht die sogenannte „kalte Entzündung“. Im Gegensatz zu Sulfur, wo viel Hitze produziert wird, wird der Calcium-Mensch eher kühl. Träge, schwerfällig und langsam – so ist der Calcium-Typ ist fast das Gegenteil des schnellen, sehnigen, nervösen, lebhaften Sulfur.

Symptomenkomplex von Calcium carbonicum

- *verzweifelt*
- *blaß*
- *schwach – durch die geringste Anstrengung kühler, klebriger Schweiß*
- *friert oft extrem, kann sich daher die innigst notwendige Frische nicht gönnen*
- *appetitlos, jedoch zehrt Fasten sehr an seinen Kräften*
- *durstlos*

Im zweiten Stadium entsteht jedoch eine ähnliche Reaktionslosigkeit, wie wir sie schon bei Sulfur gesehen haben, eine ähnliche Schwäche, eine ähnliche Appetitlosigkeit, ähnliche Prozesse, die auch chronisch werden können.

Nur im Gegenteil zu Sulfur ist es dem Calcium-Patienten immer richtig kalt. Er kann es nicht warm genug haben. Durch die geringste Anstrengung schwitzt er zwar, aber es wird ihm nicht warm dabei, sondern er friert noch mehr. Der Schweiß fühlt sich kühl und klebrig an. Beim Schwitzen ist der Calcium-Mensch noch mehr gefährdet; wenn er sich nicht genügend schützt und seinen Schal nicht fest genug um seinen Hals bindet, dann könnte er sich leicht erkälten. Jede Anstrengung zehrt an seinen Kräften und macht ihn mürbe. Danach ist er erschöpft und braucht ein paar Stunden Ruhe, bevor er sich richtig erholen kann. Calcium carbonicum hat dann zwar keinen Hunger, aber nicht essen tut ihm überhaupt nicht gut. Dadurch verspannt er sich noch mehr und fühlt sich allgemein recht elend. Aber er hat noch ein Problem: Wenn er irgend etwas ißt, was ihm nicht behagt, dann liegt das im Magen wie ein Stein, wie ein Kalkstein, der sich langsam auflöst und ein unbehagliches Brennen im ganzen Leib verursacht. Calcium hat noch ein weiteres Problem: Wenn er lange nichts gegessen hat, dann kann er gar nicht empfinden, was ihm gut täte. Eiweiß, vor

allem Milcheiweiß tut ihm meistens gut. Nur in welcher Form, ob es warm oder kalt sein soll, das kann er gar nicht herausfinden. Er hat öfters Lust auf etwas Erfrischendes, aber wenn es ihm kalt ist, dann tut ihm etwas Kaltes gar nicht so gut, weil er dann noch mehr friert. Durch die Verspannung, die durch das Kalte entsteht, kann er das, was ihm sonst gut getan hätte, auch nicht richtig vertragen. Sein nächstes Problem und ein wichtiges Merkmal von Calcium ist seine absolute Durstlosigkeit. In erster Linie mag er kein Wasser, was er sonst gern trinkt und braucht, wie wir schon von Kalk wissen (Kalk braucht Wasser, um aufgelöst zu werden.). Jedoch braucht Kalk saures Wasser, um richtig aufgelöst zu werden, und einfaches Wasser behagt ihm überhaupt nicht. Von daher sind kohlensäurehaltige, sprudelnde, frische Getränke Balsam für ihn. Um den „Kalk“ aufzulösen, hat Calcium einen großen Bedarf an Flüssigkeit. Er trinkt große Mengen kohlensäurehaltige und süße Getränke.
Diese ganzen Prozesse können wir mit der Auster vergleichen. Wenn durch ein Sandkorn ein Reiz in ihr entsteht, dann reagiert sie ganz unauffällig, ohne Aufruhr. Chemische Prozesse werden in Gang gesetzt, wodurch dem Wasser Kalk entzogen wird und auf dem Sandkorn abgelagert wird, um den Reiz zum Schweigen zu bringen. Jedoch hört der Prozeß nicht mehr auf. Die Ablagerung wird immer weiter geführt, und die Perle wird immer größer und größer. Ein Entzündungsprozeß hat stattgefunden, aber der Reiz kann nicht mehr beseitigt werden; auch wenn er stumm gemacht wird, empfindet die Auster diesen Reiz immer noch. Die ganze Assimiliation ist jetzt gestört. Es wird nur noch dafür gelebt, um diesen Reiz stumm zu halten. Die Auster lebt jetzt nur noch, um größere Mengen Kalk aufzunehmen und manchmal auch andere Substanzen, um sie auf dem Sandkorn abzulagern. Sie nimmt Stoffe in größeren Mengen auf, die sie aber nicht für sich benutzt. Die sekundäre Assimilation ist gestört. Auch die anderen Substanzen, die aufgenommen werden, können nicht richtig angewendet werden. Die Auster bleibt in ihrer Entwicklung verzögert.

Verlangsamte Entwicklungsphasen

Bei dem pummeligen Calcium-Kind bemerken die Eltern, daß zwar viel Substanz da ist, aber es an der kraftverleihenden Substanz mangelt: es besitzt oft mehr Fett als Muskeln, das auch nicht richtig angesetzt wird. Weiterhin kann die schlechte Verteilung von lebenswichtigen Stoffen zusätzlich schwächen. An einer Stelle z. B. lagert sich zu viel Kalk ab, an anderer zu wenig oder mangelhaft. Das Kind ist vom Bauch abwärts zu schwach zu gehen, auf

eigenen Füßen zu stehen. Es hat alles in sich, aber das Gerüst ist zu schwach. Es lernt auch schlecht laufen, kann allein nicht stehen und wird furchtsam und unsicher aus Mangel an verfügbarer Kraft.
Dies alles nehmen die Eltern wahr bei den einzelnen Entwicklungsphasen. Es kommt zu Störungen oder Verlangsamung der Entwicklung oder beides. Bei jedem Entwicklungsschub neigen die Calcium-Babys dazu, akut zu erkranken: Fieber, Ohrenentzündung, Atemtraktinfektionen usw.
Entweder tritt die Phase verspätet ein oder zieht sich in die Länge oder beides. Sie haben oft große Zahnungsprobleme. Es muß nicht alles eintreten. Manche Kinder haben eine verzögerte Zahnung, aber keine Probleme. Die anderen zahnen zwar rechtzeitig, sind dafür schwer krank. Wenn die Zahnung verspätet ist, dann hat der Calcium-Mensch oft die Kraft gesammelt, um es besser durchführen zu können. So kann der eine erst spät krabbeln, sitzen, stehen und laufen, aber sprechen lernen kommt bald oder umgekehrt.
Es ist eine gewisse Eigenschaft von Calcium, die sein ganzes Leben, seine Handlungen, seine Art und Weise zu leben bestimmt. Nach unbewußten und bewußten Überlegungen und Einschätzung seiner Kräfte, Fähigkeiten und Möglichkeiten schlüpft der Calcium-Mensch in einen festen Rahmen der Handlung und Aktivitäten. In diesem Rahmen gibt es keinen Raum für irgend etwas anderes.
Sind auf der körperlichen Ebene alle Entwicklungsstufen verlangsamt, ist das Calcium-Kind jedoch auf der geistigen Ebene meist früh entwickelt. Man kann sogar sagen, daß es frühreif ist: Das Kind beschäftigt sich mit dem Leid der Welt, mit dem tieferen Sinn des Lebens. Das Vorlesen aus den Heiligen Schriften und von Naturbeschreibungen ist die ersehnte Nahrung für seine Seele. Auch das abendliche Gebet erfüllt den Geist mit Dankbarkeit, und das Kind legt den Kopf in Frieden und Ruhe auf das Kissen und schläft sanft ein.

Abneigung gegen Neues

Es liegt in seiner Natur, alles in Ruhe machen zu wollen. Eile gibt es nicht. Er hat sich eine bestimmte gemächliche Geschwindigkeit vorgenommen, an der er nichts ändern will. Seine gewöhnlichen Arbeiten kann er dann gut ausführen, und es gibt keine Probleme. Calcium hat Gewohnheiten überhaupt gerne. Alles ist dann überschaubar. Eine wohlfunktionierende Familie, in der der Rahmen, die Regeln, die Grenzen festgelegt sind, ist ihm behaglich. Im Grunde genommen ist es sein tiefstes Bedürfnis.

Seine Verantwortungen sind ihm klar und bewußt, und er führt sie gewissenhaft aus. Er mag keine Pflichten und Disziplinen, die aufgesetzt werden und nebulöser Herkunft sind. Für ihn sind sie die natürlichen Folgen der Verantwortung, die er im Rahmen der gegebenen Umstände und Bedingungen übernommen hat.
Jegliche neue Verantwortung, Pflicht usw. bedeutet, daß eine neue Basis geschaffen, ein neuer Grundstein gelegt werden muß. Dafür müssen neue Fähigkeiten erworben oder die alten weiter entwickelt werden. Jede Entwicklung bringt eine neue Facette hinein. Es muß alles gründlich überlegt und besprochen werden. Die neue Fähigkeit bzw. Sicht wird nicht von alleine erworben. Für das Erwerben wird Zeit und Energie gebraucht. Das Leben nimmt eine neue Richtung ein. Entweder übernimmt jemand einen Teil seiner Verantwortung, oder Calcium muß seinen Stundenplan ändern und – oh weh! – straffen.

planlose Handlungen machen Calcium krank

Calcium mag es überhaupt nicht, aus dem Gewohnten, Geplanten herausgerissen zu werden, und verabscheut es, wenn Dinge eingeleitet werden, ohne vorher mit ihm abgesprochen worden zu sein.
„Heute abend sind wir von Oma eingeladen“, ruft die Mutter. Calcium steht fassungslos da. „Hörst du, Gabriel?“ „Wieso...?“ erwidert Calcium langsam. „Freust du dich denn nicht, deine Oma zu sehen?“ „Ja, aber ich wollte in einer halben Stunde Klavier üben.“ „Dann übe doch gleich!“ „Ich kann mich nicht einfach hinsetzen und üben...“ „Komm, ich helfe dir dabei.“ Wenn weiter von der Mutter Druck ausgeübt wird, dann bekommt Calcium bald einen Anfall. Die einzige Lösung für Calcium ist – zwar ungern, aber anders geht es nicht –, die Klavierstunde fallen zu lassen. Bei der Oma ist es schon schön, aber auf Kosten bestimmter Pflichten.
Der Calcium-Mensch bekommt fast einen Anfall, wenn er nach Hause kommt und sein Zimmer ganz umgestellt worden ist. Er mag auch nicht unerwartet ins Theater, Kino oder zum Essen gehen. Calcium ist jedem Neuen und Außergewöhnlichen gegenüber abgeneigt.

Das Mutter-Prinzip

Der Mutterschoß ist der schönste Ort der Welt. Er ist vertraut, behaglich. Dort fühlt man sich geborgen, aufgehoben. Der Mutterschoß ist immer warm, kuschelig, anschmiegsam, schützend, nährend, liebevoll und lebensspendend. Calcium verkörpert das Mutter-Prinzip, während Sulfur das Vater-Prinzip

darstellt. Calcium-Kinder können sich dementsprechend nicht von der Mutter lösen, Sulfur nicht vom Vater. Die Mutter ist immer da, unendlich geduldig und verständnisvoll. Calcium möchte es für immer und ewig so haben. Wenn die Mutter sich hinlegt, dann legt sich Calcium hin. Wenn sie in die Küche geht, dann geht Calcium mit. Er möchte so nah bei ihr bleiben wie möglich. Am Rockzipfel hängend oder die Hand fest umklammert, begleitet Calcium mit großen Augen und in die Weite blickend seine Mutter überall in dieser ungeheuren Welt. Sie ist für ihn die Verlängerung des vertrauten Zuhauses. Alleine geht Calcium nicht aus dem Haus heraus, außer zu der Umgebung, die ihm von seiner Mutter vertraut gemacht worden ist. Es ist nicht nur eine Abneigung gegen das Außergewöhnliche, sondern es sitzt die tiefe Angst in Calcium, die Voraussetzung, eine Aufgabe erfolgreich erfüllen zu können, nicht zu besitzen. Aus diesem Grund wagt sich Calcium nirgendwo allein hin bzw. an eine Aufgabe heran ohne den Schutz einer vertrauten Person. Das Kind geht ohne Mutter nicht zu Freunden spielen, sie müssen zu ihm kommen. Übernachten bei jemand anderem wäre ein Ding der Unmöglichkeit.Der Kindergarten ist ein Schrecken für Calcium. Am liebsten hat es die Spielgruppe und den Kindergarten zu Hause. Auch wenn die Mutter dabei ist, woanders hingehen ist für Calcium eine unvermeidbare Notmaßnahme.
Es bedarf alles eines zusätzlichen Krafteinsatzes. Die Kraft braucht entsprechende Leitungen, die vielleicht gar nicht vorhanden sind bzw. mangelhaft. Zu Hause hingegen ist alles überschaubar. Auch später in der Schule plagt Calcium-Kinder die Angst, es nicht allein zu schaffen.

Kurz vor dem Ziel aufgeben

Calcium ist aber sehr bemüht und möchte eine gute Grundlage für sich und sein Leben schaffen. Er möchte die Mängel beseitigen, wenn es möglich ist. Aber dieser grundlegende Zweifel, es zu schaffen, hemmt ihn. Die Furcht, daß die Kraft nicht ausreicht, verfolgt ihn bis ins Erwachsenenalter. Calcium möchte etwas aufbauen, eine Firma gründen, hat alles mit größter Mühe und emsig vorbereitet, aber kurz vor dem Ziel bricht er zusammen, erschöpft und völlig unfähig, das, was er mit letzter Kraft zu Ende gebracht hat, auch aufrechtzuerhalten. Im schlimmsten Fall geht das Geschäft zugrunde, er hat keine Kraft mehr, sitzt bloß rum und spielt mit den Händen und Fingern. Wenn Calcium-Menschen in die Rente kommen, sitzen sie auch den ganzen Tag am Fenster und tun gar nichts, das Leben war ja so anstrengend! So oft hat er versucht, die

Mängel zu beheben. Manchmal ließen sie sich verbessern, im entscheidenden Moment brach jedoch alles wieder zusammen. Oder der notwendige Krafteinsatz war so groß, daß ihm hinterher völlig der Wind aus den Segeln genommen wurde. Er hat dann keine Kraft mehr, etwas zu machen, geschweige denn auf dem höheren Niveau des größten Energieeinsatzes zu bleiben. Er macht immer wieder den gleichen Fehler und läßt sich in Sachen hineinziehen, die über seine Kräfte gehen. Oft schafft er es nicht oder er schafft es und nimmt großen Schaden. Auch seine Reserven sind weg, wovon er sowieso keinen Überfluß hat. Diese schlechten Erfahrungen und Rückschläge können seine Zweifel bestätigen und ihn so zur Verzweiflung treiben, daß er an eine wirkliche Lösung/Erlösung nicht mehr glaubt.
Der Prozeß des Empfangens, des Wachsenlassens, bis es reif ist, und des Entlassens wird beim Calcium-Menschen nicht zu Ende geführt, denn irgendwo auf dem Weg ereilt ihn die Schwäche. Er kann nichts mehr tragen, weil sein Gerüst zu wackelig ist, und gibt an einem Punkt auf. Dann dauert es lange, bis er wieder bereit ist, den Dingen erneut ins Auge zu schauen, sie zu empfangen und auszutragen.
Die wirkliche Lösung für ihn wäre also, seine ganze Aufmerksamkeit auf die Beseitigung des Mangels zu richten, auch wenn dies z. B. für das Schulkind bedeutet, die Klasse wiederholen zu müssen. Aber dieses Für-sich-Zeit-Nehmen birgt auch wieder Gefahren in sich, denn die Gemütlichkeit von Calcium kann dazu führen, daß er immer mehr in den Genuß der Ruhe und der Schönheit fällt und dann gar nichts tut.

Angst davor, unheilbar krank zu sein
Jede geistige Anstrengung schwächt Calcium. Er wird dadurch reizbar und aufgeregt. Diese emotionelle Erregung bereitet ihm dann tagelang oder wochenlang Beschwerden. Auch Sorgen und Ärgernis, vor allem geschäftlicher Natur, lasten lange auf ihm. Calcium spürt die geistige Erschöpfung kommen und hat dann Angst, geistig krank zu werden. Er meint, vor Erschöpfung verrückt oder schwachsinnig zu werden. Er beschäftigt sich nur noch mit seinen Sorgen und kann an nichts anderes mehr denken. Er hat Angst, daß die anderen seine Verrücktheit merken, und kann nicht mehr vernünftig denken, sondern wird nur noch von seinen Emotionen geleitet.
Er bildet sich viele unwichtige Dinge ein, Kleinigkeiten, die absolut unwichtig sind.

Calcium carbonicum macht sich viele Gedanken. Es ist für ihn schwierig, abzuschalten und einzuschlafen. Seine größte Angst ist, krank zu werden. Er glaubt, er wird von einer schweren, unheilbaren Krankheit heimgesucht. Er zweifelt an seiner Genesung und ist vollkommen hoffnungslos. Er sieht alles schwarz. Schlechte Nachrichten treffen ihn so heftig, daß er in große Erregung gerät und sich nicht wieder beruhigen kann, denn er denkt, daß ihm auch etwas Schlimmes passieren kann, haargenau, wie es in der Zeitung steht. Auch vor dem Alleinsein fürchtet er sich, besonders wenn er im Dunkeln ist.

Fasziniert vom Prinzip des Geldes

Wenn der Goldene Mittelweg wirklich existiert, dann ist er für Calcium geschaffen. Er will eine feste Grundlage bereiten und eine Familie gründen. Dabei hat er hohe Ideale. Der Familie soll es ja an nichts fehlen. Also muß er wohlhabend sein, denn ohne Geld kann man ja nicht vernünftig eine Familie ernähren. Aber an Geld kommt man nicht ohne weiteres, da sind eine gute Ausbildung und Fleiß die Basis. Das Wesen vom Geld hat Calcium immer fasziniert. Schon als Kind hat er beim Kaufmann bezahlen und Geld nachzählen wollen. Wieviel Geld kommt rein? Gibt es einen Zuwachs? Er plant schon jetzt, für die zukünftige Ausbildung Geld anzulegen, aber dies muß in sicheren Bahnen geschehen, vor allem keine Spekulationen. Eine etwas kleinere, aber sichere Summe in 15 - 20 Jahren zu haben, ist weiser als hochgebauschte Hoffnungen, die dann in sich zusammenfallen. „Wer wagt, gewinnt!" ist für Waghalsige. Ohne eine Basis zu haben, ist es mehr als dumm.

Das Rechnen, wieviel Geld es in 20 Jahren sein wird, macht ihm sehr viel Spaß. Mathematik ist so schön! Jedoch ist Calcium auch hier gefährdet. Er hat Pläne und dennoch die Angst, nicht genug zu haben, sondern sogar arm zu werden. In seinen Bemühungen, eine solide Basis zu schaffen, können jedoch Jahre und Jahrzehnte vergehen. Calcium ist ein Nesthocker und kommt von Zuhause nicht weg. Der Lebensgefährte wird in die Familie eingeheiratet, denn eine zweite Wohnung ist mit vielen Kosten verbunden. Außerdem schmeckt ihm die Hausmannskost seiner Mutter über alles. Diese Lösung hilft, an allen Ecken und Enden jede Menge Geld zu sparen. Man muß ja auch an die Rente denken. Je höher die Ersparnisse, um so ruhiger und gemütlicher kann man das hohe Alter verbringen und genießen.

Die mütterliche Kochkunst

Ohne einen gesunden, kräftigen Körper keine wohlgewogene Funktion des Geistes! Wohlbeleibt, wohlgeleit! Calcium carbonicum liebt die Küche seiner Mutter und läßt sich von ihren liebevollen, sanften, duftenden Händen ihre Köstlichkeiten verfuttern. Dicker, cremiger Vanilletrunk aus der besten Kuhmilch, gefolgt von einer weichen, knusprigen, himmlisch duftenden Semmel, selbstgebacken, mit Butter und Mandelmus bestrichen und angereichert mit einem Ei – das ist nach seinem Geschmack. Ein schönes ausgiebiges Frühstück ist unbedingt notwendig nach dem Fasten in der Nacht (deswegen nennen es die Engländer treffend „break-fast") und hält (den ganzen Tag) die Wonne im Herzen. Mittags ein köstlicher gemischter Salat, gefertigt von Kartoffelbrei mit Hackbraten und deftigem Gemüse. Ein Stück Rührkuchen mit Äpfeln, umhüllt mit Limonencreme, rundet das Ganze ab. Am Abend gibt es immer etwas Leichtes, aber Kraftspendendes. Grießbrei mit Vanillesoße oder den Rest des Kartoffelbreis mit einem Glas Milch. Der Leib muß aber auch zur Ruhe kommen, sonst geht die Verdauung in die Nacht hinein und drückt, und der Bub kommt nicht vor 22 – 23 Uhr ins Bett!

Wichtigste Calcium-Symptome

- Fleißige (oder geschäftige) Menschen mit begrenzter Kraft. Die Schwäche kann nur mit äußerster Willenskraft kurzzeitig überwunden werden, jedoch immer zum Schaden des Gesamten.
- Diese Schwäche bzw. dieser Schaden kann nur durch die magnetisierende Kraft der weiblichen Energie behoben werden, wie z. B. sanfte Massage, Streicheln, Mutterschoß, warmes duftendes Streichelbad (Watsu o. ä.).
- In seiner Verzweiflung kann ein Herzensgebet Wunder wirken.
- Abneigung gegen Außergewöhnliches.
- Abneigung gegen Personen, die ihn aus der gewohnten Situation herausreißen.
- Schwache Beine, vor allem beim Steigen.
- Kann nicht fasten, braucht deftiges Essen.
- Kälte zehrt an seinen Kräften, er kann nur in heißen Räumen arbeiten. Der Kopf wird dann weiß, und die Konzentration läßt nach, er braucht immer wieder frische Luft.
- Tiefe Sehnsucht nach dem Sinn des Lebens, er ist verzweifelt über seine Unfähigkeit und sein Unvermögen.
- Er liebt seine Familie über alles und will sich nicht von ihr trennen. Weitere Beziehungen gehen auf Kosten der Familie.
- Wird er verlassen (auch im übertragenen Sinne), dann können seine verschiedenen Angste überhandnehmen (vor dem Alleinsein, Dunkeln, Unheil, Unglück, Armut, Krankheiten, Verrücktwerden, schwere Lasten/ Arbeiten usw.), oder es fängt die Suche nach dem verlorenen Paradies an.
- Calcium ist ein schweigsamer Mensch und redet nur, wenn es sein muß. Er will keine unnötige Kraft verschwenden. Im krankhaften Zustand kann sein Geist so verworren sein, daß er nur noch von belanglosen Dingen redet.
- Er wird immer wieder enttäuscht in seinem Bedürfnis nach Stütze und Trost weil (sein joviales, gleichmütiges, kräftiges Aussehen seine Umgebung dazu verleitet), so daß er nur noch schimpfen kann.

Die positive Affirmation für Calcium lautet:
„Ich lege den ersten soliden Grundstein jetzt an!“

Die tiefgreifende Wirkung von Lycopodium, einem der bedeutensten Mittel der Materia medica, kam durch Hahnemann und die potenzierte Aufbereitung wieder zu Tage. Nachdem Sulfur sich zielgerichtet mit den Dingen und deren Planung beschäftigt und Calcium das Gerüst dazu gefertigt hat, setzt Lycopodium dies nun in die Tat um.

Lycopodium

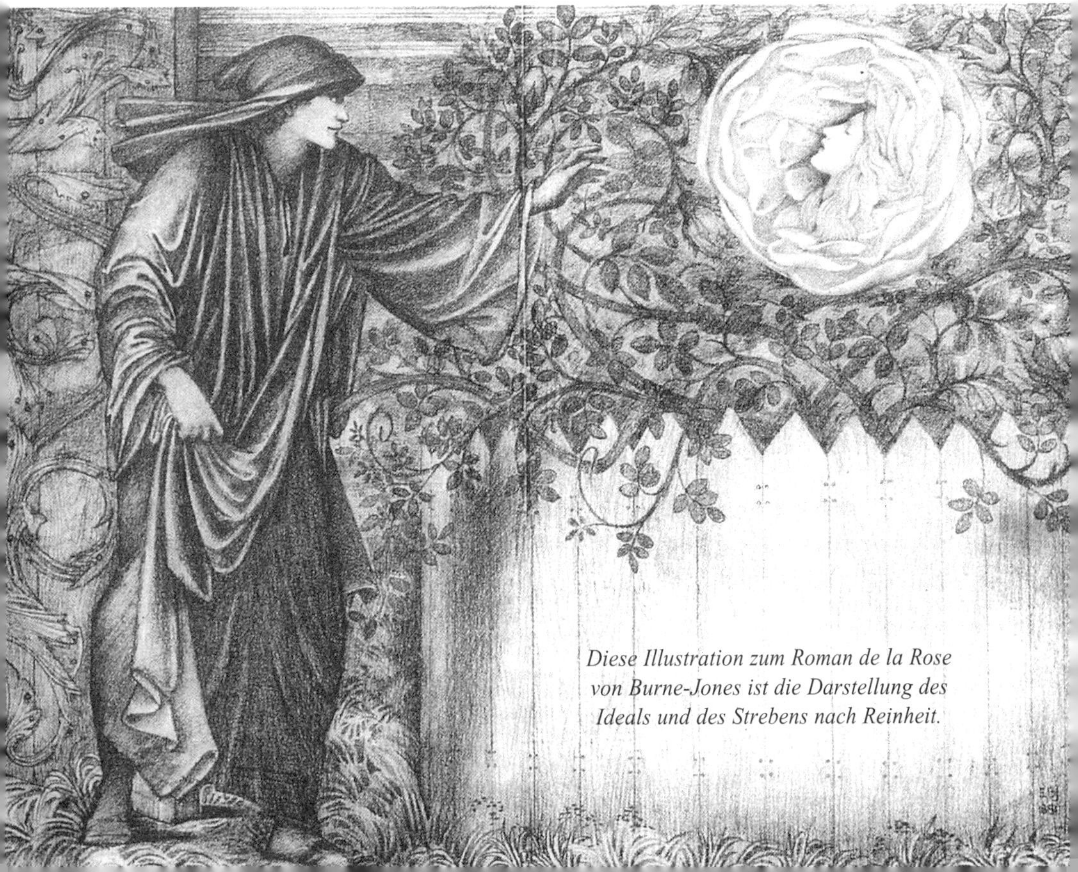

Diese Illustration zum Roman de la Rose von Burne-Jones ist die Darstellung des Ideals und des Strebens nach Reinheit.

Lycopodium in der erlösten Form

Der glückliche Sohn Gottes Lycopodium hat Sulfur als Vater und Calcium als Mutter zugeteilt bekommen. Und so fließt von Anbeginn an die mächtige Kraft seiner Eltern in ihn hinein, die ihm das Gefühl der Größe und Unschlagbarkeit vermittelt. Das Ehepaar Sulfur-Calcium ist wohlhabend. Die erfolgversprechenden väterlichen Prinzipien sind mit dem einfachen, demütigen, mütterlichen Teil, das einem sicheren Haus gleicht, verehelicht. Im Herzen dieser Ehe entsteht nun das größte Geschenk: der Keim der goldenen Sonne – der Sohn, das Fleisch und Blut des gütigen Vaters Sulfur und der erbarmungsvollen Mutter Calcium.

Vom ersten Tag an lernt Lycopodium die Bedeutung des Erfolges kennen, denn auch im Mutterleib war der Vater immer präsent. Seine volle Anwesenheit war stets zu spüren, ganz gleich, wie weit er physisch entfernt war. Die Mutter, eine tragende Säule, erfüllt ihn immerwährend mit dem Gefühl der Sicherheit und Geborgenheit. So erlebt Lycopodium vom ersten Tag an die Selbstverständlichkeit des Lebens. Mutter und Vater sind zwei Individuen, die ihren eigenen Bereich haben; aber es scheint ein guter Geist im Haus zu herrschen: Vater hält die Tasse und Mutter füllt sie auf. Oder Mutter hält die Tasse und Vater füllt sie auf. Einmal wird die linke Gehirnhälfte und somit der Verstand angeregt, einmal die rechte und somit die Empathie. Beide arbeiten koordiniert, jeder den anderen respektierend. Der Vater ist das Prinzip, die Ursache zu sehen. Er gibt den Impuls. Die Mutter füllt diesen Impuls mit ihrem Gefühl auf und bringt Bewegung in das Wort, den Impuls, hinein. Die goldene Mitte – der Sohn – trägt diesen bewegten Impuls nach außen hinaus. So sagt die Mutter oft liebevoll zu ihm „Mein Sohne – meine Sonne". Wenn hier von „Sohn" gesprochen wird, handelt es sich also nicht um das männliche Prinzip als alleinige Frucht von Vater und Mutter, sondern um das Prinzip „Sonne", die den von beiden Eltern erhaltenen männlichen und weiblichen Reichtum in sich birgt und nach außen in die Welt abstrahlt. Man kann sich die Sonne auch als jungen Mann mit einem Mädchenherzen vorstellen, wie es zum Beispiel die Huichol-Indianer Mexikos tun.
Schon in den jüngsten Jahren lernt Lycopodium die mutigen Kämpfer für „Liberté, Egalité, Fraternité" (Freiheit, Gleichheit, Brüderlichkeit) kennen. Seine Mutter liest ihm Geschichten aus den entferntesten Ecken der Welt vor

und hält ihm sein Ziel stets vor Augen. Seine Raison d'êtrem d.h. sein herrschendes Lebensprinzip, ist Freiheit im Leben, Freiheit im Denken, Freiheit im Empfinden. Und sein Vater bringt ihm das Erbe der großen Wissenschaftler, Dichter und Schriftsteller nahe. Die höchste Wissenschaft ist die geistige Wissenschaft. Er bringt ihm bald die Regeln der Logik bei und zeigt ihm an unzähligen Beispielen, die Lycopodium selbst ausprobiert, wie gefährlich ein Werkzeug sein kann, wenn man die Prinzipien und Regeln nicht kennt oder beachtet. Er erfährt, wenn die Basis nicht stimmt, dann kann jede Absurdität durch die Logik als stimmig und plausibel dargestellt werden. Und sein Herz erfüllt sich mit Liebe und Brüderlichkeit für seine älteren Brüder und Schwestern, die ihm den Weg gewissermaßen schon gebahnt haben.
So lernte er, daß es im Leben nur auf die Gesetzmäßigkeiten des Kosmos ankommt. Die Gesetzmäßigkeiten werden von den Grundprinzipien abgeleitet, und durch sie entsteht die logische Folge: Theorie – Bewährung in der Praxis – Anwendung im Leben. Dies ist ein ganz selbstverständlicher Vorgang und die Grundlage des Erfolgs. Die Jahre vergehen, und Lycopodium integriert eine Weisheit nach der anderen. Vater Sulfur, normalerweise ein stiller Mensch, wurde gelegentlich sehr gesprächig. Es ergeben sich große Diskussionen, wobei eine Frage von verschiedenen Aspekten betrachtet wird.
Es geschieht ungefähr immer folgendermaßen – entweder wirft der Vater oder der Sohn eine Frage zur Debatte bzw. zum Überlegen auf.
Vater: „Es gibt die Meinung, morgens solle man nur Obst essen!“
Sohn Lycopodium, der inzwischen viel gelernt hat: „Nachdem es in der Homöopathie sieben Miasmen (Grundkrankheitsursachen) gibt und jedes mit seiner eigenen Ernährungsrichtung, wäre das schon in Frage zu stellen. Auch die Tri-Dosha-Lehre im Ayurveda oder die Fünf-Elemente der chinesischen Lehre geben uns noch andere Grundlagen, die zu bedenken sind.“
Vater: „Ein guter Ansatz. Freut mich. Ich habe auch gehört, daß die Indianer bei der Ernährung sehr viel wert auf die Sonnen- und Mondphasen legen.“
Sohn:„Du sagst immer, es gibt für alles viele Ebenen der Betrachtung.“
Vater: „Ja, man kann die Ernährung rein körperlich bzw. physiologisch betrachten oder energetisch, emotional, mental, seelisch oder alles zusammen oder nur vom höchsten Prinzip. Seelisch gesehen könnten für einen Menschen gewisse Nahrungsmittel zu einem bestimmtem Zeitpunkt für seine Lernprozesse notwendig sein. Die Selbstliebe ist aber allem übergeordnet. Lieben wir uns genug, um uns den bestmöglichen Nutzen aus dem, was wir essen, zu

wünschen, dann ist die Liebe das tragende Prinzip bei der Ernährung."
Sohn: „Ja, die Franzosen und Italiener leben auch gut, trotz Weißbrot und Pizza." Und in dieser Weise diskutieren sie weiter.
Nach gründlichem Überlegen und dem Sammeln von Informationen wird beschlossen, am eigenen Leib die verschiedenen Richtungen der möglichen Lösungen zu erfahren. „Denn", erklärt der Vater, „was ich selbst erfahren und erlebt hat, wird zu meinem Eigenen. Und erst dann kann sich meine eigene Richtung entwickeln."
Diese Weisheit ist für Lycopodium von tiefster Bedeutung und prägt sein gegenwärtiges und zukünftiges Leben: Echtes Wissen wird durch Handeln im Einklang mit den Naturgesetzen erworben. Eine von den ersten Lektionen, die Lycopodium beherzigt, ist: „In der Stille liegt die Kraft und das Wissen." Dies wird täglich geübt. Ein Stündchen der Stille morgens, kurz und intensiv mittags – etwas länger und entspannender abends. Abends werden keine aktivierenden Energien mehr bevorzugt, sondern eher beruhigende. Es gibt einen Raum speziell für die Stille, jeder hat seinen festen Platz, und die Zeiten werden fest eingehalten. Was du jeden Tag zur gleichen Zeit machst, programmiert deinen Geist, um diese Zeit dafür vorbereitet zu sein. Jedoch muß zwischendrin genügend Flexibilität fürs Leben sein.

Als Lycopodium das Elternhaus verläßt, fassen seine Eltern die Lebensweisheiten für ihn zusammen: „Geh deinen Weg, sammle deine Erfahrungen, erlebe Deins. Argumentiere mit niemandem. Fällt die Umwelt auf dich her, kehre sofort in die Stille deines Herzens. Versuche, niemanden zu überzeugen. Schenke niemals unerwünscht deine Weisheit. Laß jeden seinen eigenen Brei kochen, wie du es ja auch machst. Zünde das Feuer der Begeisterung durch deinen unschlagbaren Erfolg an. Sei sanftmütig, respektiere den Funken der Größe im anderen. Strebe immer zum Höchsten, aber vergiß nicht, dir selbst zu verzeihen, dann ist dein Wachstum gesichert. Erbarmen ist die höchste Tugend. Aber unterscheide genau zwischen dem Rührseligen und dem Herzlichen. Übung macht perfekt. Gott gehe mit und in dir!"

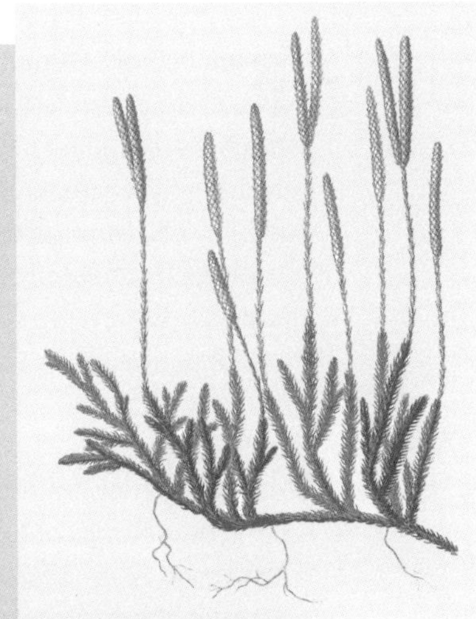

Herkunft von Lycopodium pollen – Bärlappstaub

Der Bärlapp ist so alt wie die Geschichte der Menschheit und hat alle Zeiten überlebt. Vor etwa 600 Millionen Jahren bildete Lycopodium zusammen mit Farnen und Schachtelhalmen die Urwälder. Damals erreichte er noch die gigantischen Ausmaße von gut 40 Metern Höhe. Heute ist diese Pflanze von viel bescheidenerer Größe. Sein höchstens 10 m langer Stengel schlängelt sich über den Boden und wird von den Engländern „ground pine", d.h. die Fichte, die am Boden kriecht, genannt.
Lycopodium clavatum, Keulen- oder Kolbenbärlapp, prüfte Hahnemann als das gelbliche, sich glatt anfühlende staubähnliche Pulver (auch Stiebe-, Streupulver oder Hexen-Mehl genannt), das aus den Sporen des Bärlapp-Kolbenmooses gestampft wird. Es ist vor allem in den Wäldern Rußlands und Finnlands beheimatet.

Die tiefgehende Wirkung des dritten Mittels der Triade Sulfur-Calcium-Lycopodium geriet in Vergessenheit. Bärlappsporen dienten in der Medizin lange Zeit zum Bestreuen leicht aneinander klebender Pillen oder als Puder zum Trockenhalten von Wunden und Falten. Lycopodium wurde also zu einer Substanz ohne medikamentöse Wirkung reduziert, lediglich geeignet für die oben genannten Anwendungen wie das Mehl auf den Semmeln. (Das symbolisiert auch, wie wir später noch sehen werden, das tragische Endstadium des Lycopodium-Gefallenen: träge, ohne Saft und Kraft, geschunden, reduziert auf unbedeutenden Staub). Auch Hahnemann betrachtete anfänglich die Bärlappsporen als wirkungslos, bis er durch das Potenzieren die Heilkräfte eines der größten homöopathischen Mittel ans Licht brachte. Dieser Widerspruch zwischen angeblicher Neutralität und großer Wirkung klärt sich, wenn man weiß, daß die Sporen ein hochwirksames ätherisches Öl enthalten, das sich durch das Zusammenstampfen verflüchtigt. Frisches Pulver ließ man vor der Weiterverarbeitung ganz trocken werden, da es sonst schwere Symptome auslöste. Die Sporen werden auch „pflanzlicher Schwefel“ genannt, wohl weil das Lycopodiumpulver imstande ist, Blitzfeuer zu erzeugen, wenn es mit Flammen in Berührung kommt, was vielerorts von Magiern und Zauberern benutzt wurde. Auch seine wasserabstoßende Qualität wurde zum Beeindrucken staunender Menschen verwendet: Werden Hände und andere Körperteile damit gepudert, bleiben sie ganz trocken, wenn sie ins Wasser getaucht werden.

Lycopodium und der Sündenfall

Sohn Lycopodium übertrumpft Papa Schwefel und hat viel mehr Tricks und Wundersames in seiner Tasche, als man glauben kann, und am Ende noch eines, das alle übertrifft!

Lycopodium tritt ahnungslos und voller Liebe in die Welt. Jedoch beachten ihn wenige, oder sie nicken ihm nur herablassend zu. Er macht sich dennoch aufgrund seiner Fähigkeiten selbständig und wird erfolgreich. Statt sich mitzufreuen, sind die anderen neidisch. Anfänglich war es so schön. Er lernte viele nette Menschen kennen, einige sind auch gute Freunde geworden. Sie leisteten ihm Beistand und halfen ihm, als er sein Imperium aufbaute. Dies sollte als Zentrum für das Wohl der Menschheit fungieren. Sehr hohe Ideale, große Selbstlosigkeit und viel Opferbereitschaft steckte dahinter. Darüber war er sich aber nicht bewußt – es war für ihn eine Selbstverständlichkeit. Er arbeitete (diente) 366 Tage im Jahr, bis Mitternacht unerschöpflich. Er machte alles gerne und mit Freude, und deswegen war das Wort „Dienen” im herkömmlichen Sinne ein Fremdwort für ihn. Es reichten ihm vier Stunden Schlaf, wonach er voller morgendlicher Frische und Elan an sein Tagespensum ging. Ganz langsam aber, nach und nach wich er von dem Tagesplan, wie er ihn von Zuhause gewohnt war, ab. Dort gab es ab 8 Uhr abends keinen Dienst mehr für die Außenwelt. Punkt 10 Uhr war man im Bett. Ein Imperium aufzubauen, bedarf viel Zeit, und im Umgang mit anderen Menschen muß man auch die anderen „respektieren“ und auf sie eingehen. Sein leicht „verrückter“, aber sehr inbrüstiger und herzlicher „Bruder“ – Nux vomica – wird erst spät abends genial. Sich auf die späten Nächte einzulassen, war sein erster Fehler. Am Anfang war es eine „höchstwichtige“ Besprechung. Es mußte an diesem Abend entschieden werden, sonst... „Ein Abend macht doch nichts!“

flüsterte eine süße, schmeichelnde Stimme in sein Ohr. Er zögert. In dem Moment betritt Eva den Besprechungsraum. Er spürt förmlich, wie ihr anschmiegsamer Körper ihn umwindet und ihre Liebe ihn erschauert. Er wird weich. Sein Herz erfüllt sich mit Liebe für die gütige, liebenswürdige, herzliche Eva. Die Diskussion geht bis spät in die Nacht. Es ist anstrengend und frustrierend, da einiges nicht zufriedenstellend ausdiskutiert werden kann. Eva ist standhaft, einfach wundervoll, ein Trost. Hinterher bleiben sie zusammen. Die weisen Worte seiner Mutter: „Sei spontan, flexibel" übertönten die Ermahnung seines Vaters „Gehe nirgendwo unvorbereitet hin".

Lycopodium ist letztendlich doch der Mutter (dem Gefühl) gehorsamer und dadurch leicht von seiner eisernen Disziplin abzubringen.

Der Keim der Undiszipliniertheit war gesät. Die Jahre vergehen. Sein Imperium wächst und leistet große Dienste für das Wohl der Menschheit überall auf der Welt. Seine Freunde mögen ihn einfach und loben ihn tagtäglich für seine Großartigkeit. Er bekommt auch viel Anerkennung von allen Seiten. Seine Produkte werden hochgepriesen. Die Dummheit der Menschen wird ihm täglich vor Augen geführt. Subtil, unbemerkt wächst der Stolz in ihm. Sein letzter und tödlichster Fehler: Er wird hochmütig, arrogant und intolerant. Wenn andere sich ihm widersetzen, versucht er, sie erst einmal mit süßer Manipulation und großer Belohnung versprechenden Augen in seine Bahnen zu lenken. Das funktioniert eine Zeitlang hervorragend, bis ihm eines Tages ernsthafter Widerstand begegnet. Seine ganze Logik und alle Prinzipien werden zunichte gemacht. Auf einmal verliert er die Beherrschung und versucht, den anderen niederzumachen. Er will jetzt nur noch auf seinem Recht beharren, und sein Zorn darüber hält lange an. Seine Freunde und Eva müssen sich lange und immer wieder seine Reden über die Dummheit solcher Menschen hören. (Danach merkt Lycopodium zum ersten Mal, daß ihm die Konzentration etwas schwerfällt oder daß er unbemerkt die lächerlichsten Fehler macht. Auf einmal fällt ihm das passende Wort nicht mehr ein. Da er soviel Wert auf Rhetorik und Genauigkeit legt, ist ihm das nicht nur sehr ärgerlich, sondern auch peinlich. Er kann es zwar noch sehr geschickt mit anderen Worten umformulieren, aber es ist nicht zu seiner Zufriedenheit. Manchmal, aber nur bei Vertrauten, versucht er, sich krampfhaft des einzigen und alleinigen Wortes zu entsinnen, bis ihm der Schweiß herunterläuft.

„Weißt du", erzählt er Eva am Abend, „heute ist mir etwas passiert. Ich kann es mir überhaupt nicht erklären. Mir fiel der Name von Erik (einem seiner Freunde) nicht mehr ein, und er stand vor mir. Das war das Peinlichste, was mir jemals in meinem Leben passiert ist." Lycopodium, berühmt für sein fotogra-

fisches Gedächtnis, kann sich nicht mehr an den Namen seines guten Freundes erinnern. Eine Schande!
„Ich glaube, du brauchst Urlaub", sagt Eva. „Was ist denn das?" fragt Lycopodium scherzhaft. „Daß du dir die Erlaubnis gibst, deine Dienste einzustellen, bis du wieder zu Sinnen kommst", antwortet Eva.
Sie entscheiden sich für einen Urlaub in den Bergen. Die Ruhe, die Stille, die frische Luft tun ihm sehr gut. Einfach weg sein von dem ganzen Trubel ist so befreiend. Die täglichen Wanderungen erfrischen nicht nur seine Seele, sondern sein Körper wird von einer neuen Energie erfüllt. Er erlebt wieder die Vitalität der Jugend, die Unbeschwertheit. Sein Herz ist mit Freude überfüllt. Voller Kraft und Elan kehrt er vom Urlaub zurück, fest entschlossen, alles wieder in Ordnung zu bringen und gut zu machen. Aber komischerweise verfolgt ihn immer noch ein gewisser Ärger, seit diesem Ausbruch, der trotz Erholung hartnäckig bleibt, bloß etwas abgeschwächt. Er versucht, ihn zu kontrollieren, die Stille aufzusuchen und zu bewahren. Aber in den ungeeignetsten Momenten überfällt der Ärger ihn, und nur mit großer Kraft kann er sich zurückhalten. Er ist froh, wenn der Tag zu Ende ist und die ganze Spannung abfällt. Mit Freunden dann zu sitzen und zu plaudern ist für ihn das Höchste. Ab und zu mal erlaubt er sich einen guten Wein oder eine Weißbier. Besonders gut schmeckt ihm auch das Essen mit lieben Freunden. Die Gutmütigkeit der anderen ist Balsam für seine Seele und regt seinen Appetit an.
„Was möchtest du essen, mein lieber Lycopodium?" fragt Nux vomica. „Ach, ihr Nux vomicas, Phosphor-Leute und Tuberculinums, Ihr könnt immer alles so wunderbar zusammenstellen. Wählt was Schönes für mich aus." Einer Crème á la menthe zu Truthahnpastete folgt Austerncrèmesuppe und Blattsalate mit Kürbismousse und Burgunderdressing. Jeder Gang schafft noch mehr Appetit für den nächsten. Es folgen Blumenkohlpastetchen mit Avocadodip und Weißbier. Jetzt ist Lycopodium richtig hungrig auf die Hauptmahlzeit: Lammrücken in Calvadossoße, Kartoffelgratin und sautiertes

Symptomenkomplex von Lycopodium

- *Verärgert, gereizt*
- *Will niemanden sehen. Jedoch die Anwesenheit eines Vertrauten tut ihm gut.*
- *Es ist ihm kalt, vor allem am Oberkörper bzw. am Rücken. Trotzdem mag er frische Luft.*
- *Warmes tut ihm gut, besonders wenn sein Magen betroffen ist. Ansonsten kann Kaltes auch manchmal guttun.*
- *Bei den kleinsten Unpäßlichkeiten ist er arbeitsscheu. Appetit hat er dann keinen, aber manchmal tut ihm essen gut. Nachdem er den ganzen Tag nichts gegessen hat, ist abends ein leichtes, warmes Essen wie Balsam*

Gemüse. Warme Tarte aux pommes mit fließender Schlagsahne ist ein unbeschreiblicher Abschluß. „Fast zu wenig..." denkt Lycopodium. Und siehe da, Eva ist schon satt und schafft ihr Essen kaum. Sie schiebt ihm liebevoll ihren Teller hin. Mit großer Dankbarkeit nimmt er ihn an. „Ein Capuccino, mein Herr?" fragt der Chef. „Aber gerne doch", erwidert Lycopodium. An solchen Tagen kann Lycopodium die ganze Nacht weitermachen. Nach Mitternacht wird er sogar von frischer Energie gefüllt. Als er dann am Morgens erwacht, spürt Lycopodium ein Kratzen im Hals. Er versucht zu sprechen, aber bringt nur ein Krächzen heraus. Er ist seiner Umwelt gegenüber nicht gerade wohlgesonnen, sogar recht ärgerlich und feindlich. Sein Hals tut ihm furchtbar weh. Wenn er nicht so ein großes Kind wäre (ach! ein Freudscher Ausrutscher), könnte er richtig heulen. Unglaublich, daß ihm so was passiert. Außerdem ist ihm kalt. „Etwas Warmes wäre jetzt gut", denkt er. Er möchte nicht zur Arbeit gehen, aber die Anwesenheit Evas tut ihm gut. Er hat ja am Tag vorher auch besonders viel Ärger gehabt, und das Essen lag ihm nicht so behaglich im Magen. Als sie nach Hause gingen, blies draußen ein kalter Wind.

Das Imperium gerät ins Wanken

Es gibt immer mehr Ärger in seinem Imperium. Er braucht immer häufigeren und längeren Urlaub. Seine Abwesenheit ist gar nicht gut für das Arbeitsklima. Es fängt an zu bröckeln. Nachdem er einmal vom Urlaub zurückkommt, wird er mit der Nachricht konfrontiert, daß sich seine Zweigstelle in Australien selbständig gemacht hat. Er nimmt es nach außen ganz ruhig und verständnisvoll auf: „Wir müssen die Konsequenzen ziehen, die Bilanz machen und sehen, was zu retten ist." Ernst wird es, als seine Freundin ihm wegen einer Kleinigkeit Widerstand leistet. Er rastet aus und wird fast handgreiflich. Die Beziehung ist nicht mehr so herzlich. Er versucht, alles wieder zu glätten, aber trotz aller Entschuldigungen verfolgt ihn dieser Schatten. Er kann die Freude und Fröhlichkeit nicht mehr finden. Morgens, wenn er aufwacht, empfindet er den Elan nicht mehr, sogar eine gewisse Abscheu. Er muß sich zwingen aufzustehen. An manchen Tagen empfindet er sogar eine gewisse Angst vor dem, was am Tag auf ihn zukommen wird, vor dem Ungewissen. Wird er es bewältigen können? Wenn er sich dazu aufraffen kann, verläuft der Tag „normal" Aber die Arbeit macht ihm keinen richtigen Spaß. Er sucht nach Abwechslung in seinem Leben. Um mehr Lebensfreude zu bekommen, besucht er Tanzkurse, probiert autogenes Training u. a., aber bleibt nie lange bei einer Sache. Warum auch?

Nach dem anfänglichen scheinbaren Erfolg wird es bald langweilig. Bei einem Seminar lernt er Riekchen kennen. Sein Herz schlägt Purzelbäume, und er fühlt sich wieder jung und voller Energie. Immer wenn sie ihm einen Besuch abstattet, läßt er alles stehen und liegen, um mit ihr zu sein und überhäuft sie mit Geschenken. Er vergißt alles, auch Eva. „Gott sei Dank!“ denkt er, „habe ich kein Kind von ihr. Das wäre eine zusätzliche Verantwortung.“ Schlag auf Schlag gehen seine Zweigstellen verloren, bis ihn eines Tages sein Freund aus dem eigenen Imperium herausschmeißt. Völlig vor den Kopf gestoßen, kann er überhaupt nicht verstehen, wie ihm das passieren konnte. Blind vor Kummer sucht er Trost, Menschenliebe, jemanden, bei dem er seine ermüdete Seele in den Schoß legen und sein Herz ausweinen kann. Nur ein Bild prägt seinen Geist – Riekchen. Sie ist nicht mehr zu finden. Kein Freund will mit ihm reden. Blind vor Kummer läuft er umher. Und plötzlich steht Eva vor ihm – erbarmungsvoll – und führt ihn zu sich. Voller Selbstmitleid heult er sich nun bei ihr aus.

Arzneimittelbild

Verstecktes Gefühl der Unzulänglichkeit

Wie ist nun diese Geschichte in der Sprache der Homöopathie zu verstehen? Lycopodium verkörpert das Sohnprinzip. Während Sulfur sich mit bestimmten Dingen erst einmal eine Weile beschäftigt und plant, wie es am besten gehen kann, fängt Lycopodium einfach an, weil er das Gefühl hat, er kann das schon. Lycopodium vermittelt oft den Eindruck von starkem Selbstbewußtsein, Stabilität und Unabhängigkeit, was anderen Respekt einflößt. Keiner ahnt jedoch, was in seinem Inneren eigentlich vorgeht, nämlich das tiefe Gefühl, nicht gut genug zu sein. Dieses Grundgefühl ist aber so versteckt, daß er es selbst nur in vereinzelten Momenten spürt. Die meiste Zeit überspielt er seine tiefsitzende Unsicherheit mit dem imposanten Gehabe „Ich bin der Größte!“ Als Kompensierung will er also der Beste sein und in den Augen der anderen als eine wichtige Person betrachtet werden. Dabei hat er auch hohe, unerreichbare Ideale (er möchte der beste Vater, die beste Mutter usw. sein). Er versucht, sie umzusetzen, und schafft es natürlich nicht. Seine Überheblichkeit und Selbstüberschätzung können allerdings bis zum Größenwahn gehen.
Lycopodium diskutiert gerne und dreht die Sachen so herum, daß er nicht in die Enge getrieben werden kann. Er ist zu jeder Diskussion bereit, er will angeblich nur zeigen, was die Tatsachen sind. In Wirklichkeit will er recht haben. Wehe,

wenn man die Tatsachen, so wie er sie sieht, ablehnt! Da wird er furchtbar wütend. Dies deutet für mich auf ein mir verstecktes Gefühl der Unzulänglichkeit hin.

Perfektionismus bis zur Pedanterie

Lycopodium ist ein Perfektionist, sogar ein Pedant (er ist der pedantischste Mensch der ganzen Materia medica). Wer etwas nicht genauso macht, wie er es sich vorgestellt hat, bekommt dies zu spüren. Er ist davon überzeugt, daß nur er seine Arbeit gut macht, daß keiner sie besser machen könnte. Wenn man mit Lycopodium arbeitet, muß die Arbeit also absolut perfekt sein. Wehe, wer auch nur einen Fehler gemacht hat! Dann legt er los. Im Grunde findet Lycopodium immer etwas zu bemängeln. Er ist ein Sklaventreiber: „Das hättest du doch schneller machen können." „Das kann man doch vorher spüren." Loben tut er nur sich selbst, die anderen nicht.
Lycopodium arbeitet sich zu leitenden Positionen hoch, wo er (sie) der Boß sein kann. Er möchte anerkannt werden mit seiner Arbeit.
Als Arbeitnehmer leidet er sehr, wenn er unter einem Chef arbeiten muß, der ihm nicht freie Hand läßt. Er kann nichts mehr sagen und wird krank. Oder er ärgert sich furchtbar und schimpft nur noch über „diese Idioten".
Morgens wacht er sowieso grantig auf, die Welt stimmt nicht, und er muß wieder zu diesem „blöden Hund" gehen, bei dem er arbeitet. Er macht schon gute Arbeit, kann sogar sehr gut sein, deshalb wird er auch nicht rausgeschmissen. Macht er aber Fehler, kann er das einfach nicht glauben. Lycopodium bekommt z.B. eine Sechs nach der anderen in der Schule und glaubt es nicht: „Ich weiß nicht, wie der Lehrer da korrigiert, er hat etwas gegen mich." Lycopodium vermeidet um jeden Preis, Schwäche zu zeigen, statt dessen kehrt er das Tollste und Beste von sich heraus. Aber wir müssen uns im klaren sein, daß Lycopodium, indem und weil er so gut sein will, ein sehr fähiger Mensch sein kann. Wo er es dann nach einiger Zeit nicht mehr durch seine Fähigkeiten schafft, will er den anderen vereinnahmen, zu seinem Besitz machen. Wenn es also mit dem In-den-Vordergrund-Stellen seiner Fähigkeiten nicht mehr geht, dann fängt er an, Druck auszuüben; erst subtil, dann immer mehr. Und irgendwann platzt die Bombe. Das führt zu dem schlimmen Ende von Lycopodium: Er wird von allen verlassen und beschwert sich darüber, wie undankbar die Menschheit ist.

Angst vor Neuem und Fremdem

Der Lycopodium-Mensch, der sich zu minderwertig fühlt, geht nicht gern unter fremde Menschen. Er hat Angst, daß andere ihn festnageln bzw. seine Fehler entdecken könnten.

Lycopodium hat grundsätzlich Angst, nicht gut genug zu sein, bevor er etwas anfängt. Er ist sehr nervös vorher (z.B. wenn er einen Vortrag halten muß). Aber wenn er einmal da steht, dann holt er alles aus sich heraus, was er hat.

Lycopodium ist ein zentrales Mittel für Kinder, die nicht mit anderen Kindern spielen bzw. nicht zu anderen Kindern gehen wollen. Spielen ist ja so doof! Es ist doof, weil Lycopodium da mit anderen zusammen sein muß und Angst hat, sich nicht behaupten zu können. So spielt er lieber alleine oder liest sehr viel. Die anderen Kinder sind ja so langweilig!

Lycopodium verkörpert das Sohnprinzip. Während Sulfur sich mit bestimmten Dingen erst einmal beschäftigt und plant, wie es am besten geht, fängt Lycopodium einfach an.

Bedürfnis nach unverbindlicher Nähe

Trotzdem braucht Lycopodium immer Menschen um sich herum. Er kann kein Einzelgänger sein. Irgendwo hat er noch ein paar Freunde, mit denen er reden kann. Und wenn es nicht der Fall ist, dann geht er in die Kneipe. Da kennt er niemanden, aber wenigstens sind Menschen da. Besonderes wenn er krank ist, kann er überhaupt nicht allein sein: „Bitte, bitte, bleibe bei mir!“ Alle sollten bei ihm am Bett sitzen und ihm die Hände halten.

Lycopodium steht dem Heiraten kritisch gegenüber. Er will doch frei bleiben. Arbeit und Freunde sind alles für ihn. Hat er aber erst einmal seinen Betrieb vergrößert und ist sattelfest im Arbeitsleben, wird er offener für eine Beziehung. Wenn er verliebt ist, kann er plötzlich nicht mehr arbeiten. Sofort ist ihm klar, daß er heiraten will und Kinder bekommen möchte. Irgendwann erschöpft ihn jedoch Beruf, Kind und Beziehung. Ihm wird alles zuviel. Er hat nicht mal mehr die Kraft, ans Telefon zu gehen, wenn es klingelt. Was ist passiert? Er hatte sich ein Ziel gesetzt, das er unbedingt erreichen wollte. Dabei hat er viel Neues bewältigen müssen, mit viel Energie. Dann ist Zaghaftigkeit eingetreten. Er will sich auf nichts und niemanden Neues mehr einstellen, bekommt Angst, all das nicht mehr schaffen zu können. Er möchte vor der Familie fliehen, die angeblich immer mehr klammert und fordert. Sobald er aber einen Tag nicht zu Hause war, fehlen ihm Frau und Kinder, nachdem er draußen aufgetankt hat und (für ein paar Stunden) den großen Überlegenen spielen konnte. Lycopodium möchte zwar, daß seine Familie bei ihm bleibt, aber sie sollen nichts von ihm verlangen.

Lycopodium verkraftet es nicht, wenn er verlassen wird. Er wird dann sehr traurig („Ich habe doch mein Bestes getan!“).
Genauso wenig verkraftet Lycopodium, wenn andere kein Vertrauen zu ihm haben: „Ich kann doch alles machen, die anderen brauchen zu niemand anderem zu gehen.“

Unbändiger Appetit
Sein Appetit ist gewaltig. Sein Hunger vermehrt sich mit dem Essen, und er wird nicht satt. Er kann Unmengen essen (und hätte eigentlich noch mehr gewollt), aber nur solange seine Leber noch in Ordnung ist. Später, wenn es ihm nicht mehr so gut geht, weil seine Leber angegriffen ist, hat Lycopodium keinen Hunger mehr, und nach dem ersten Bissen ist er auf einmal satt.
Lycopodium fastet immer wieder, weil es seinen Idealen entspricht. Er hört von bewußter Ernährung, Vollkorngerichten und ist der erste, der seine Ernährung umstellt. Nach und nach verträgt Lycopodium vieles nicht mehr: Krustentiere (Austern, Langusten, Krabben), Rohkost, Obst. Auf blähendes Gemüse reagiert er besonders stark. Er ist sogar der Beweis, daß etwas bläht: Zwiebeln, Sauerkraut, Kohlarten, Paprika. Lycopodium braucht warme Mahlzeiten, mindestens einmal am Tag. Nachmittags um 16 Uhr ist seine schlimme Zeit, bis in den frühen Abend (18 oder 19 Uhr).
Irgendwann nach dem Tiefpunkt, auf einmal, zwischen 18 Uhr 30 und 20 Uhr, fängt es an, ihm gut zu gehen, dann bekommt er Hunger, und damit beginnt das Schlemmen, bei dem er sich nicht mehr zurückhalten kann.

Wirkungsbereich von Lycopodium
Lycopodium ist ein sehr tiefgreifendes Mittel. Es kann schwere Gewebsveränderungen hervorrufen, aber auch beseitigen. So wird es vornehmlich eingesetzt bei Erkrankungen von Leber, Herz, Gefäßen, Knochen und Gelenken und ebenso bei Gewebsnekrose und Geschwüren. Oft sind die Krankheiten mit Abmagerung verbunden. Dieses Mittel ist also häufig bei mageren Leuten indiziert, deren Muskeln schwach sind, während der Geist gut entwickelt ist.
Lycopodium hat einen besonderen Bezug zur Leber, wenn diese sich aufgeblasen anfühlt und schmerzempfindlich ist und wenn häufig Gallensteine auftreten. Vorsicht: Lycopodium nicht verschreiben, wenn die Organe schon angegriffen sind (z.B. Leberzirrhose, Krebs), denn es kann tödlich wirken!

Wichtigste Lycopodium-Symptome

- Vorsichtige, charmante Menschen, die große Überzeugungskraft besitzen.
- Sie möchten, daß alle am gleichen Strang ziehen und werden recht böse, wenn einer nicht mitmacht. In der Öffentlichkeit versuchen sie aber, sehr nett und liebenswürdig zu sein.
- Den letzten Schliff zu geben fällt ihnen sehr schwer. Es können Jahre vergehen. Die Gelegenheit, die goldene Chance, ist ungenutzt verstrichen. Trotzdem beißen sie sich erbarmungslos in der Hoffnung auf Erfolg fest.
- Alle Fehlschläge entstehen aus dem Gefühl: „Ach, das ist ja easy, das schaffe ich mit links", und Lycopodium läßt dann wirklich alles links liegen.
- Voller Selbstmitleid. Sie geben sich so viel Mühe, und keiner würdigt es.
- Sie werden ganz rührselig, wenn sie eine Bestätigung erhalten, sei es in einem Buch, einem Film oder direkt von jemandem.
- Dank auszusprechen bzw. anzunehmen fällt ihnen sehr schwer.
- Je mehr sie ihre Arbeit vernachlässigen, um so größer wird die innere Anspannung, und entsprechend wächst die Angst.
- Sie fühlen sich überfordert und möchten niemanden sehen. Sogar wenn es an der Tür klingelt, wollen sie nicht hingehen.
- Andererseits sind sie sehr angeberisch und pedantisch und verlangen den letzten Blutstropfen an Genauigkeit von den Untergebenen.
- So neigen sie oft dazu, tyrannisch zu werden gegenüber denjenigen, die von ihnen abhängig sind.
- Sie können leichtgläubig, zu großzügig und schnell begeistert sein und gehen ohne zu besinnen, jegliche Verpflichtung, wie z.B. eine Ehe, ein. Wenn das Kind aber seinen Tribut verlangt, fliehen sie vor ihrer Verantwortung.
- Sie leben in der ewigen Hoffnung, daß der andere es machen würde.
- Das Erwachen ist voller Schmerz, und sie werden immer wieder von Selbstmitleid überrolt.

Die positive Affirmation für Lycopodium lautet:
„Ich bleibe im Frieden meines Herzens."

Vor allem extreme Empfindlichkeit und Reizbarkeit kennzeichnen Nux-vomica-Menschen. Sehr ehrgeizig und arbeitsfreudig lieben sie die Herausforderungen, vertragen aber nichts, was ihnen im Wege steht.

Nux vomica

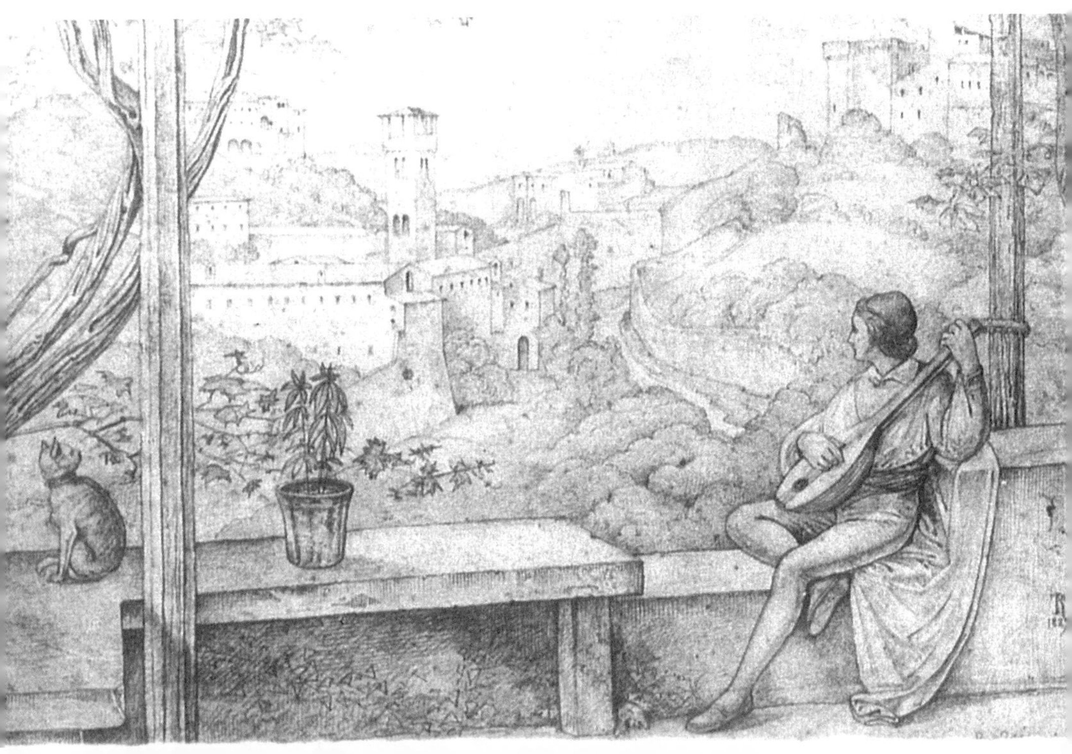

Nux vomica in der erlösten Form

Nux vomica lebt in einer abgelegenen Gegend in der Natur, umgeben von herrlichen Bergen, an einem Südhang. Sein Haus ist so gestaltet, daß es von sehr viel Licht und Sonne durchflutet wird und einen klaren Ausblick auf die Natur gestattet. Vor seinem Haupteingang finden wir einen liebevoll eingerichteten Garten, schlicht in der Gestaltung, aber dennoch kraftvoll in der Ästhetik. Nux vomica versteht sein Handwerk und legt viel Wert darauf, daß die praktische Seite des Lebens trotz aller Ästhetik bewahrt bleibt. Spitzfindig gestaltete Ecken können ihren Platz darin haben, aber jeder Teil des Gartens sollte gut erreichbar sein, gepflegt und in Ordnung gehalten werden können. Dies hat er von Papa Nux vomica gelernt, der ein Verfechter der Einfachheit des Lebens war. „Gestalte alles ökonomisch!" war sein schlichter Rat, „Konservierung der Energie ist die höchste Aufforderung des Kosmos. Du wirst nicht so sehr nach deinen großen Taten beurteilt, sondern vielmehr nach der reibungslosen Durchführung des tagtäglichen Allerleis. Alle vollendeten großen Taten bestehen aus endlosen kleinen Taten, die flott ineinander übergehen sollten, so daß alles zu einer einzigen Bewegung wird und das Leben eine reine Freude ist."

Das Haus, ein Gedicht der Einfachheit und Praktikabilität, hat eine geräumige Veranda, auf die die Sonne von morgens bis abends scheint. Vor dem Garten, in einem Halbkreis plaziert, steht ein runder Brunnen, worin der Stab der Macht seine mächtige Melodie spielt; es ist die kräftige Melodie des fröhlichen Herzens von Nux vomica.

Nux vomica wacht auf, es ist 3 Uhr morgens. Nach kurzem Überlegen springt er entschlossen mit einem Salto aus dem Bett, läuft zu dem hinteren Balkon und springt wie ein Hecht in den Teich hinein. Sprudelnd vor Vitalität und Lebensfreude steigt er aus dem Wasser heraus, schrubbt sich die Haut mit dem Badetuch, bis sie fast glüht. Danach beginnt er in gleichmäßigem Tempo seinen Waldlauf. Er dauert etwa 45 Minuten, und die letzten 15 Minuten wird das Tempo stetig erhöht, so daß es am Ende fast ein Sprint ist. Hat er seinen Waldlauf beendet, schwimmt er einige Runden in seinem Teich, bevor er mit der Morgengymnastik anfängt. Nachdem diese beendet ist, legt er sich zur tiefen Entspannung auf den Balkon und wird danach von der Morgensonne mit einem Lächeln begrüßt. Sein Herz füllt sich mit Dankbarkeit für die Großzügigkeit des Lebens.

Nach einem leichten Frühstück, bestehend meistens nur aus Obst und vielen Tassen warmer Getränke, beginnt seine Arbeit. Als technisch-ökologischer Berater der Umgebung ist sein Aufgabenbereich vielfältig. Voll konzentriert erledigt er den größten Teil des Tagespensums vormittags, ab etwa 6 Uhr morgens arbeitet er ohne Pause. Gegen 11 Uhr gibt es das zweite Frühstück, wobei er wieder viel trinkt, und je nach Arbeit, ob körperlicher oder geistiger, wird entweder Festeres gegessen oder Obst. Jetzt kommt der liegengebliebene Kleinkram dran und wird mit Sorgfalt durchgearbeitet. Erst wenn er mit seiner Arbeit zufrieden ist und sichergehen kann, daß nichts übersehen wurde, macht er Mittagspause.

Das Mittagessen besteht aus viel Salat und leichten nahrhaften Speisen. Alles wird von ihm selber zügig, aber entspannt zubereitet. Beim Essen gibt es sein Lieblingsgetränk: Wasser. Sein Körper, Geist und seine Seele sind zufrieden. So setzt er sich voller Dankbarkeit auf die Terrasse und tankt Natur und Sonne auf. Sein Herz singt im stillen die Melodie des Tages. Nach einer Weile holt er die Gitarre und spielt kraftvolle, herzerfrischende Lieder. Sein Bariton hallt über die Wälder hinaus und erfüllt die Natur mit Freude. Sein letztes Lied, eine Harmonie der Kraft und Geschicklichkeit, endet mit einem Crescendo, und Nux vomica wendet sich voller Tatkraft und Zufriedenheit den letzten Diensten des Tages zu. Diese Arbeit liegt meistens außerhalb des Hauses und erlaubt seinem Körper, wieder Bewegung zu bekommen.

Zwischen 18 und 19 Uhr ist er mit allem fertig. Eine kleine Runde in dem Teich und danach eine Suppe oder nur ein Tee beenden den Arbeitstag für ihn. Der restliche Abend kann auf unterschiedliche Weise verlaufen: Musik und Gesang, entspannte Unterhaltung mit Freunden, Lesen u. ä. Er ist sehr flexibel, und seine Zubettgehzeit liegt zwischen 21 und 23 Uhr, selten später als Mitternacht. Das Aufstehen wird nach dem bevorstehenden Tagespensum eingerichtet, ist jedoch nicht später als 4 Uhr morgens. Bevor er ins Bett geht, macht er seinen viertelstündigen Abend-Meditationsspaziergang. Vor seinem Bett begibt er sich dann mit einem kurzen Herzensgebet in die Hände seines Schöpfers, danach bettet er sich behaglich und schläft selig bis zum nächsten Morgen.

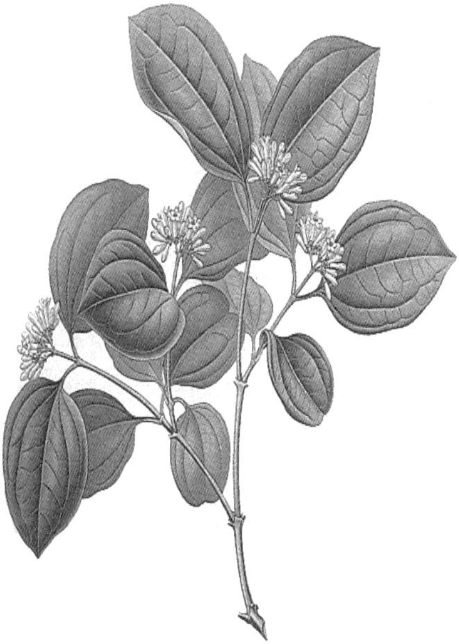

Herkunft von Nux vomica

Nux vomica wird aus den Samen des Baumes Strychnos Nux vomica, heimisch an der Coromandel-Küste Indiens (Südostküste bis zum Krishna Fluß), hergestellt. Die Frucht ist eine Beere, etwa so groß wie eine kleine Orange, die auch von Vögeln verzehrt wird. Sie enthält 12–15 Samen (auf Deutsch Krähenaugen genannt) in der Größe von einem Pfennig; diese sind asch-grün-grau, leuchtend, rund, flach und leicht in der Mitte gedellt wie Knöpfe, außerdem fühlen sie sich seidig an. Sie haben die Konsistenz von Horn und sind extrem bitter durch das Vorhandensein von Strychnin und Brucea. Die zusätzlichen Säuren verleihen ihnen einen scharfen Geschmack; ihr Verzehr ruft Übelkeit hervor und reizt sehr zum Brechen. Deswegen auch der Name Brechnuß. Durch vielerlei Erfahrungen ist beobachtet worden, daß Nux vomica höchst giftig für Raubtiere ist, vor allem für diejenigen, die eine zähe, eiserne Vitalität haben wie Wölfe, Füchse, Raben usw. Jedoch hatte die dreifache Menge dessen, die einen Hund fast umbrachte, keinerlei Auswirkungen auf eine Ziege.

Nux vomica scheint zu töten, indem die Vitalfunktionen derart erhöht werden, daß die dadurch hervorgerufene extreme Verspannung den Organismus in seiner Lebensfähigkeit gefährlich einschränkt. Die moderne Welt erzeugt für die aktiven Menschen extreme Bedingungen. Käme zu dieser Überaktivität ein Gift in irgendeiner Form hinzu, könnte seine unbeugsame Vitalkraft den Körper und Geist so reizen und strapazieren, daß es ohne ein Ablassen der gestauten Energien zu einem Zusammenbruch kommen würde.

Deswegen ist Nux vomica das wichtigste Mittel gegen alle Stoffe und Gifte, die reizen. Auch die Gifte der Ungeduld, der Reizbarkeit und des

Ärgers können dazu gezählt werden, auch sie lösen oft starke Symptome aus. Dazu neigt aber leider ein Nux-vomica-Mensch, wenn seine Aktivität das geringste Hindernis spürt.
Eine bekannte Tatsache ist, daß Alkohol in kleinen Mengen (oder homöopathisch potenziert) das Gegenmittel von Nux vomica bzw. einer Strychnin-Vergiftung ist. Umgekehrt antidotiert Nux vomica die akuten Folgen von Alkohol und anderen Drogen. In gleicher Weise antidotiert Ammoniak eine Nux vomica-Vergiftung.
Nux vomica ist in der Homöopathie das größte Polychrest, d. h., sein Anwendungsbereich umfaßt eine Vielzahl von Erkrankungen und erstreckt sich deshalb auf fast jede Krankheit. Daraus entsteht aber die Gefahr der routinemäßigen Anwendung dieses Mittels, vor allem nach Streßsituationen und Medikamentenmißbrauch. In diesen Fällen zum Beispiel ist Nux vomica erst angezeigt, wenn der Patient dadurch auch tatsächlich überempfindlich geworden ist und typische Nux-Symptome aufweist.

Wie Nux vomica in die verrückte Welt verstrickt wurde

Eines Tages wird Nux vomica von dem Gesandten des Königs von Astoria aufgesucht. Er empfängt ihn herzlich und fragt ihn, wie er zu dieser Ehre käme. Der König wolle seinen Palast und dessen Umgebung modernisieren: „Sie wurden uns als geeignet genannt, wie Sie Ihre Umgebung verschönert haben und trotzdem die Natur verschont blieb.“ Nux vomica bringt dem Gesandten Tee, aus den erlesensten Kräutern gebraut und gesüßt mit einem Sirup aus verschiedenen Gewürzen, dazu einige Köstlichkeiten.
„Sie könnten vorzüglich als Koch für unsere Hoheit fungieren“, begeistert sich der Königsgesandte.
„Es gehört zum Leben“, erwidert Nux vomica bescheiden.
Die nächsten Stunden hört Nux vomica ruhig zu, welche Wünsche der König zu haben beliebt. Er stellt nur Fragen, wenn etwas der Erläuterung bedarf. Sein Herz fühlt spontan mit dem König, und am Ende entscheidet er sich, dem König diesen Gefallen zu tun.
„Welche Freiheiten habe ich?“ fragt Nux vomica. „Sie werden das Projekt leiten und alle Freiheiten genießen“, sagt der Gesandte.

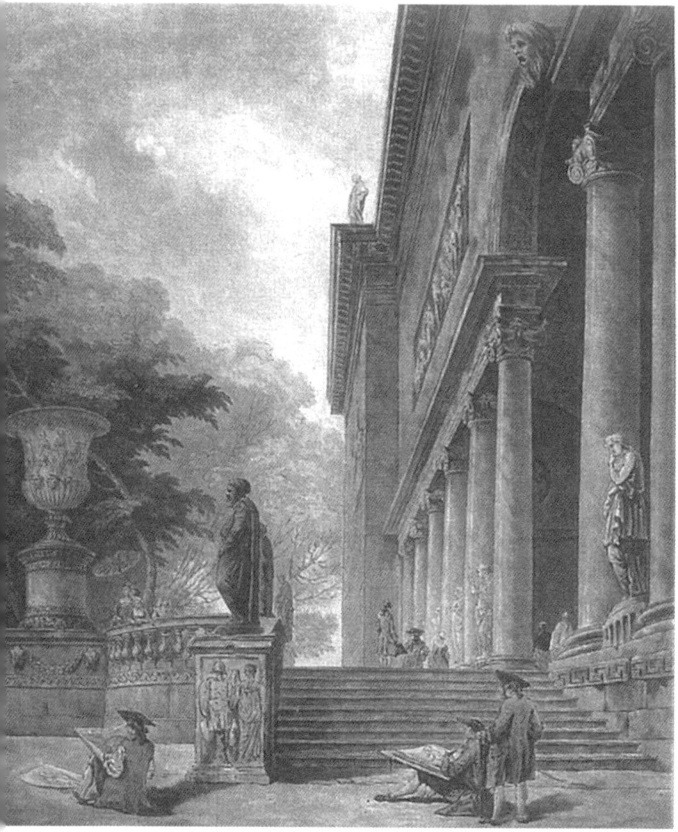

Nux vomica, der zutiefst ehrlich ist – und daher auf gewisse Weise naiv – glaubt dem Königsgesandten aufs Wort.

In der nächsten Szene sehen wir Nux vomica in der Hauptstadt von Astoria, wo sich der Palast des Königs befindet. Er macht einen Rundgang durch die Stadt und den Palast, und mit einem Blick sieht er, was alles gemacht werden sollte. Er nimmt sein Zeichenblatt und zeichnet seine Verschönerungs- und Verbesserungspläne in allen Details auf. Danach rechnet er die Menge der Roh- und Fertigstoffe aus und die Zeit, die er brauchen würde für die Fertigstellung. Damit geht er zum Königsgesandten, der auch als Vermittler fungiert.

„Sehr schön, Herr Nux vomica, aber es gibt noch das eine oder andere, das zu besprechen wäre und einiges davon muß Vorrang haben!"

„Was meinen Sie damit?" fragt Nux vomica.

„Der König möchte, bevor die Renovierungsarbeiten anfangen, daß der alte Zustand des Palastes auf Bildern verewigt wird."

„Das sollte eigentlich kein Problem sein", erwidert Nux vomica, „wir können doch in einem halben Tag alles fotografieren".

„Nun, so einfach ist es nun wieder nicht. Unsere Hoheit hätte es gern auf Leinwand von seinen Hofmalern. Machen wir es so, Herr Nux vomica, wir treffen uns morgen mit allen ehrenwerten Herren um 11 Uhr und besprechen diese Angelegenheit."

„Warum so spät? Ach, macht nichts!“ entgegnet Nux vomica, als er den Königsgesandten die Augenbrauen hochziehen sieht.

Widerstand macht ihn sehr ärgerlich

Mit dem Gefühl, nichts zu tun zu haben, geht Nux vomica aus der Stadt heraus zu einem nahegelegenen Wald und spielt auf seiner Gitarre lustige Lieder, um seinen Geist zu erhellen. Zum ersten Mal in seinem Leben sitzt er am Abend ziemlich frustiert in seinem Haus. Er spürt das Verlangen, etwas zu tun, weiß aber nicht was. Auf jeden Fall ist ihm der Gedanke, ins Bett zu gehen, momentan sehr fremd. Mit Willenskraft zwingt er sich, schlafen zu gehen, aber der heißersehnte Schlaf will ihn nicht übermannen.

Endlich kommt der Schlaf. Es ist aber nicht der traumlose, erholsame Schlaf, sondern eine Nacht voller Träume von zu erledigenden dringenden Maßnahmen. Er erwacht um 3 Uhr und der erste Impuls aufzustehen wird von einstürmenden Gedanken überrollt. Er bleibt liegen, schläft wieder ein und geht in den nächsten Stunden immer wieder im Traum seine Pläne durch und findet sie lückenlos. Er überprüft sie wieder und wieder und ist zufrieden und freudig mit allem. Auf einmal wacht er auf. Die Sonne scheint. Entsetzt liegt er da und spürt immer noch keinen gesunden Drang aufzustehen. Sein Kopf fühlt sich dumpf an. Er kann es nicht verstehen, wieso er wieder eingeschlafen ist – er war doch gerade eben noch wach! Mit Willenskraft zwingt er sich aus dem Bett, sein Kopf will aber nicht wach werden.

Auch sein Körper fühlt sich dumpf an. Ärger steigt in ihm hoch, denn er weiß nicht, was er mit ihm machen soll – so hat er ihn noch nie erlebt! Er steigt unter die eiskalte Dusche, bis die Wärme durch ihn hindurchfließt. Lachend springt er heraus, merkt aber nicht, daß der Ärger nicht verflogen ist, sondern daß er ihn lediglich unterdrückt hat.

Sein morgendliches Training ist auch geplatzt, da die späte Uhrzeit ihn nicht mehr dazu animiert. So geht er einfach spazieren, um die Zeit bis 11 Uhr zu überbrücken. Dann schlendert er ins Besprechungszimmer des Palastes von Astoria, setzt sich hin und wartet. Es wird langsam 11 Uhr, außer dem Herrn Malermeister Arsen, der einige Zeit vorher gehetzt hereinstürzte, ist noch keiner da. Zwanzig nach elf. Drei Plätze sind noch nicht besetzt. Nux vomica spürt etwas Neues in sich aufsteigen: Ungeduld. Alle sitzen da und plaudern, als wäre nichts Wichtiges zu besprechen, und merken gar nicht, wie die Zeit verstreicht. Um fünf vor zwölf kommt ein Diener herein und verkündet:

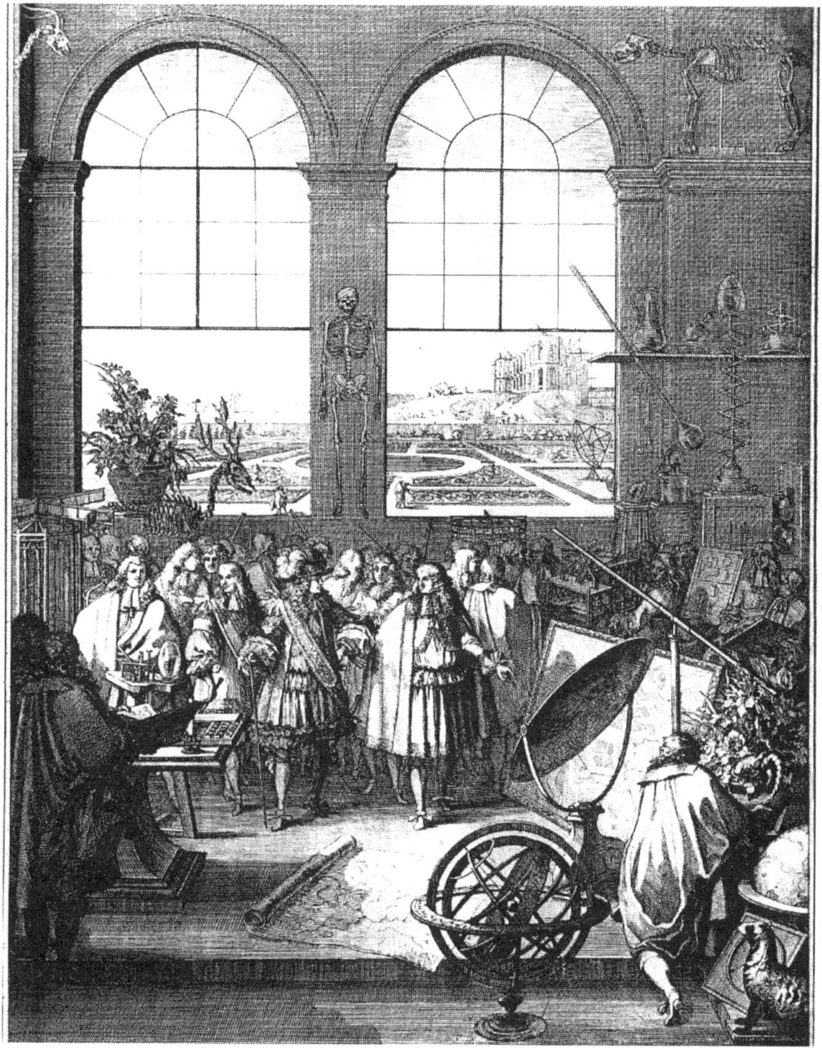

„Herr Elektromeister möchte sich entschuldigen, er kann heute nicht kommen.“ „Verdammt nochmal“, sagt Nux vomica zu sich, „was für eine verrückte Welt!“

Der Königsgesandte steht nun auf, begrüßt alle und stellt Nux vomica als Projektleiter vor. Dann werden die anderen vorgestellt: „Herr Baumeister, Herr Fußbodenverleger, der Herr Zimmermann wird vertreten durch seine rechte Hand...“

Nux vomica unterbricht: „Verstehe ich richtig, daß der wirkliche Meister nicht anwesend ist?“Vor Erstaunen vergißt Nux vomica seine Manieren und spricht ohne Anrede.
„Nicht ganz, Herr Nux vomica, er ist seine rechte Hand und kann für ihn reden. Machen Sie sich keine Sorgen“.
„Nun, wenn das was wird!“, denkt Nux vomica entsetzt.
Der Königsgesandte bittet Nux vomica, seine Pläne vorzustellen. Er fängt mit den wichtigsten Punkten an und erklärt, wie man alle Veränderungen praktikabel lösen kann, wie die Lichtverhältnisse zu verbessern sind, die Raumenergien zu harmonisieren und zu steigern sind. Als er dabei ist, die Gestaltung eines Raumes darzustellen, unterbricht ihn der Maurer:
„Unmöglich“, ruft dieser, „wir können die Wand hier nicht durchbrechen!“
„Wieso nicht?“
„Dahinter befindet sich das Badezimmer!“
Nux vomica: „Das weiß ich, aber das sind zwei getrennte Sachverhalte.“
Herr Maurermeister: „Wissen Sie, wie wertvoll das Badezimmer ist?“
Nux vomica: „Nein, darum geht es nicht.“
Herr Maurermeister: „Sie können es nicht einfach außer acht lassen!“
Nux vomica: „Ich lasse es nicht außer acht. Wenn wir es von einer anderen Warte aus betrachten, dann ist es doch möglich.“
Herr Maurermeister: „Kommt nicht in Frage!“
Nux vomica: „Ach, du meine Güte! Es gibt ja nur Hindernisse hier!“
So gehen die Diskussionen endlos weiter. Irgendwann gibt es süße Erfrischungen („Pfui!“ denkt Nux vomica) und trockene Naschereien („Unglaublich!“ denkt Nux vomica). An jeder Ecke und in jedem Detail wird er blockiert, jetzt sogar schon beim Essen! Er muß sich beherrschen, manchem der Herren nicht mit einer Machete den Kopf zu spalten! Um 19 Uhr wird die weitere Besprechung auf den morgigen Tag verlegt.

Immer stärkere Reize in immer größeren Mengen

Nachdem alle anderen gegangen sind, nimmt der Königsgesandte Nux vomica sanft am Arm und bittet ihn mitzukommen. Sie gehen einen langen Gang entlang und am Ende eine Wendeltreppe hoch. An einem wunderschön gelegenen Appartement klopft er an die Tür. Es dauert einen kurzen Moment. Die Tür geht auf, und es tritt Nux vomicas Traum aus dem Zimmer heraus. Nur – er erkennt es nicht!

„Das ist unsere Computerexpertin, Jana Hochgesehene."
„Angenehm", murmelt Nux vomica, fast unverständlich, nicht wissend, ob er ihre Hand küssen oder ihr die Hand geben soll. Sie lächelt ihn an und nimmt seine halbgestreckte Hand sanft, aber sicher in die ihre.„Gehen wir", sagt der Königsgesandte.
Zu Hause bei ihm angelangt, erklärt der Gesandte Nux vomica, daß Jana ihm behilflich sein wird, alles auf dem Computer zu planen und zu gestalten. Weiterhin sei sie für Raumdekor, Architektur und für die technische Einrichtung zuständig.
„Eine Erfrischung!" meint Jana und reicht Nux vomica ein Glas mit gelber Flüssigkeit. Ein wohltuender, streng-herber Geruch steigt in die Nase von Nux vomica. Er nippt daran – leicht bitter, süß-sauer.
„Schmeckt gut", denkt er und nimmt ein paar große Schlucke. Es schießt blitzartig in seinen Kopf hinein und belebt jede einzelne Zelle seines Gehirns, als ob die Schädeldecke aufgehen und reines Leben hineinsprudeln würde. Alle Tagesfrustrationen und der Ärger sind wie weggeblasen. Er empfindet wieder reine Freude und Zufriedenheit.
„Was war denn das?" fragt er begeistert.
„Olexir", antwortet Jana schmunzelnd.
„Habt ihr mehr davon?"
„Zuviel sollte man davon nicht trinken. Es ist ein belebendes und entspannendes Getränk. Wir werden zu jedem Gang das passende Getränk servieren."
Mit jedem Getränk öffnet sich der Magen von Nux vomica ein Stückchen mehr, und sein Hunger wächst. Der Bärlauchsuppe mit Pistazien-Nockerln folgt eine große Schüssel bunter Salat mit cremigem, pikantem Radicchio-Dressing. Zur Suppe gibt es reines Wasser. Zum Salat einen lieblichen Wein. Es folgen verschiedene Gerichte mit unglaublichen Soßen, bis sich Nux vomica nach der Champagnertorte mit Goldrutencreme zufrieden zurücklehnt. Sie plaudern angeregt und erzählen über sich bis spät in die Nacht. Mehrere Tassen Kava (einer Art Mokka), gekocht mit Anissamen, werden dabei genossen.
Nux vomica, wohlig müde, schläft bis 6 Uhr durch und erwacht mitten in einem wunderschönen Traum.

Symptomenkomplex von Nux vomica

- *Es friert ihn ganz erbärmlich*
- *Kopf und Gesicht sind heiß*
- *Im warmen Raum fühlt er sich schlechter, vor allem beim Schnupfen*
- *Draußen geht es besser*
- *Durst, aber keine Lust, etwas zu trinken, da er Warmes nicht mag und Kaltes ihm nicht guttut*
- *Kein Appetit, alles schmeckt fade*
- *Morgens ist alles schlimmer*
- *Deprimiert*

Die Wochen vergehen mit viel freudiger Arbeit, aber auch einigem Ärger. Nux vomica freut sich auf die Abende mit Jana. Die wohltuende Entspannung und das Zusammensein nach einem arbeitsreichen Tag sind Balsam für seine Seele. Die üppigen und exquisiten Gerichte begeistern ihn immer mehr, bis er ohne das Essen, Trinken und Plaudern bis spät in die Nacht hinein fast nicht mehr leben kann.

Das Mittagessen fällt langsam immer magerer aus, nachdem er gemerkt hat, daß es ihn müde macht. Alle möglichen belebenden Getränke halten ihn am Tag in Trab. Seine Trainingszeit wird immer knapper. Das morgendliche Wachwerden mit der kalten Dusche wird zu einer Notwendigkeit und läßt ihn oft laut prusten.

Kleinerer und größerer Ärger gehört nun zu seinem Alltag, aber er vergißt ihn schnell. Bis ihr eines Tages ein größerer Krach mit dem Maurermeister, der sich immer noch seinen Ideen entgegenstellt, restlos unbeugsam werden läßt. Ab diesem Zeitpunkt wird er richtig penibel und dogmatisch, und der Ärger läßt ihn nicht mehr los. Am Abend schmeckt ihm nichts mehr richtig. Er versucht, durch stärkeren Reiz und größere Essensmengen den Genuß wieder herzuzaubern, aber nichts hilft. Später brummt auch noch sein Kopf, und er hat Verlangen nach einem Spaziergang. Die kalte Luft tut ihm zwar gut, aber er spürt einen leichten Kälteschauer im Kreuz.

Als er diesmal um 3 Uhr aufwacht, ist ein Nasenloch ganz zu, und er hat Halsschmerzen. Er kann kaum noch durch die Nase atmen. Der Schlaf will nicht mehr zurückkommen, und es ist ihm elend und vom Magen her leicht schlecht. Gegen Morgen schläft er endlich wieder ein, aber plötzlich wacht er mit drängender Übelkeit auf. Er läuft ins Badezimmer, um sich zu übergeben, aber es kommt nichts.

„Oh, Gott, wenn das Zeug nur rauskommen würde, wäre es ein Segen!"

Sein Kopf ist ganz benommen, und er empfindet eine sehr unangenehme Hitze am ganzen Kopf. Merkwürdigerweise friert es ihn, so daß er nur sein Gesicht mit lauwarmem Wasser wäscht. Kaltes Wasser ist überhaupt nicht mehr möglich. Mit Mühe und Not macht er seine Morgentoilette. Warmer Pfefferminztee lindert die Schmerzen im Hals und beruhigt etwas seinen Magen, aber sonst nichts. Es ist deprimierend. Dazu muß er immer wieder heftig niesen. Und die Nase fließt so vehement, daß er kaum zu einem Taschentuch greifen kann. Als er aus dem Haus in die frische Luft geht, spürt er gleich eine Erleichterung. Die Nase fließt nicht mehr, und sein Kopf fühlt sich leichter an.

Am Tag ist ihm nicht nach Reden und Kontakt zumute. Am Abend fühlt er sich schon wohler, aber er hat keinen Hunger. Nur eine leichte Suppe behagt ihm.

Lernen, sich dem Fluß der Dinge anzupassen

Nux vomica ist verzweifelt. Er erinnert sich an die unbeschwerte und schöne Zeit von früher und sehnt sich danach zurück. Aber er kann die neu gefundenen Freuden nicht einfach abstreifen, obwohl sie mit soviel Leid verbunden sind. Es ist wie eine Sucht bei ihm, wenn ihm erst einmal etwas schmeckt, dann wächst der Appetit danach, und er kann nicht genug davon haben. Wenn Jana ihn einmal streichelt, dann wächst in ihm der Wunsch, nur noch gestreichelt zu werden. Er ist ihr „Nüxchen"geworden, und er hat sie sehr lieb. Aber in seinem Ärger vergißt er alles Schöne und Angenehme, und, wenn sein Zorn nicht gleich weggeblasen wird, dann ist er auch von Jana entfremdet und sucht überall verzweifelt nach dem verlorenen Glück in allen möglichen Reizen, bis es ihm schlecht wird.

Nachdem die Arbeit am Palast von Astoria beendet ist, fragt er Jana, ob sie nicht mit ihm zurück in seine Welt gehen will.

„Mein Nüxchen, ist es nicht viel schöner hier? Du weißt, daß du nie wieder dort glücklich sein kannst. Deine Aufgabe geht hier weiter. Bleib bei mir."

Er schaut sie lieb an und nickt ihr zu, aber sein Herz ist schwer. In seiner Verzweiflung geht er in den Wald, und nach Monaten des Schweigens singt er nun wieder mit Leib und Seele seine kräftige Herzensmelodie.

Als er danach still auf seinem Baumstumpf sitzt, hört er auf einmal eine Stimme tief in sich. „Genau das ist es, Herr Nux vomica! Die Einfachheit kommt aus tiefstem Herzen und ist nicht durch ein Dogma zu erzwingen. Jegliches Dogma macht Sie bloß eng"

Von diesem Tage an wurde es zu seinem Motto: „Ich will mich allen Gegebenheiten mit Leib und Seele anpassen."

Arzneimittelbild von Nux vomica

Übersetzt in die Sprache der Homöopathie bedeutet dies:
Bei Nux vomica ist Überempfindlichkeit der Oberbegriff. Nux vomica reagiert mit äußerster Reizbarkeit auf alles, was ihm im Wege steht. Schon das Kleinste macht ihn wütend. Aber genauso schnell, wie der Ärger gekommen ist, legt er sich auch nach zwei Minuten wieder. Seine Wutausbrüche tun ihm nicht leid, eher die Konsequenzen, wenn es dann zu Gerichtsprozessen oder ähnlichem kommt.
Nux vomica kann nichts in Ruhe machen. Er muß gute Arbeit leisten, aber auch schnell: So muß er unbedingt schnellere Methoden herausfinden oder sich eine effektivere Arbeitstechnik zulegen. Meistens sind es die Geschäftsleute, die „viele Eisen gleichzeitig im Feuer“ haben. Es gibt für sie keine Entschuldigung, wenn etwas nicht sofort erledigt oder falsch gemacht wird. Nux vomica ist also kein angenehmer Chef, denn er ist sehr impulsiv, und alles hat optimal und schnell ohne Wenn und Aber zu funktionieren. Um dieses Tempo den ganzen Tag durchhalten zu können, braucht er Stimulanzien: viel Kaffee, Nikotin, Schnaps... Und zur Entspannung Bier, Eßgelage, Tranquilizer, Melatonin...
Nux vomica ist ständig in Hetze, plant zeitlich knapp: „In fünf Minuten muß ich losfahren. Was kann ich noch erledigen bis dahin?“ Er schreibt noch schnell einen Brief, reißt dann die Jacke vom Haken, dabei reißt der Aufhänger ab. Er springt ins Auto, und dann steht jemand im Weg... In seiner Wut reagiert er völlig überzogen und würde am liebsten den anderen überfahren!
Nux vomica braucht keine richtigen Pausen, sondern eher viele kleinere Ruhephasen zwischendurch, in denen er sich kurz und tief entspannen kann. Mittags hat er keine Zeit zum Essen. Er kann nicht in Ruhe essen, solange er sein Arbeitspensum nicht erledigt hat. Und das Mittagessen – das hat er schon erprobt – macht ihn müde. Stattdessen entwickelt er neue Techniken, um sich schnell zwischendurch zu entspannen. Fehlt ihm die Möglichkeit, kurz auszuruhen, wird er innerlich abgespannt und traurig. Seine pulsierende Vitalität und Lust am Arbeiten schwinden. Dann kommen auch Melancholie und sogar Selbstmordideen hinzu.
Erst am Abend geht es ihm dann besser. Da möchte er seine Ruhe haben, schön essen gehen und zur Entspannung sehr viel Bier oder Wein trinken. Am besten schmeckt ihm Fleisch mit Sauce. Kein anderer homöopathischer Typ aus der

Arzneimittellehre hat diese ausgeprägte Vorliebe für gute Saucen. Am nächsten Morgen wacht Nux vomica zunächst mit einem Kater von zuviel Alkohol auf. Aber er hat das Problem, daß er auch bei Übelkeit nicht brechen kann. Abends geht es ihm dann wieder gut.
Meistens schläft er abends gut ein (der Alkohol hat seine Nerven schön beruhigt), wacht aber oft nachts auf und macht sich Gedanken über alles, was er am nächsten Tag zu tun und zu planen hat. Er braucht eigentlich nur ein paar Stunden Schlaf, aber er denkt sich dann: „Du mußt so viel arbeiten, dann mußt du auch genug Schlaf haben“. Daraufhin schläft er wieder ein und wacht ganz gerädert auf. Jetzt braucht er eine heiße Dusche und viel Kaffee! Wenn er jedoch noch genügend Vitalkraft besitzt, liebt er die kalten Duschen.

Wichtigste Nux-vomica-Symptome

- Hitzige, eifrige Menschen, die sehr nett und charmant sein können.
- Gute Organisatoren, die Dinge zur höchsten Stufe der sofortigen und perfekten Erledigung bringen.
- Widerstand und Hindernisse werden nicht geduldet. Mit einer Handbewegung fegen sie diese aus dem Weg.
- Ist das Hindernis hartnäckig, kann das Böseste aus ihnen hervorbrechen, es sei denn, sie geben sich flexibel und, ohne unbedingt ihren „lückenlosen“ Plan durchführen zu wollen, der Stimmung hin.
- Die vielen Anforderungen des Tages überrollen sie, vor allem wenn sie ihr Vorhaben gefährdet sehen, und dann vergessen sie ihre guten Vorsätze.
- In der Eile, rechtzeitig fertig werden zu wollen, werden wichtige Kleinigkeiten fallengelassen; diese holen sie aber bald ein und bereiten dann viel Ärger.
- Um alles wieder auf die Reihe zu bekommen, vernachlässigen sie ihre körperlichen und seelischen Bedürfnisse und arbeiten unaufhörlich, besonders abends bis spät in die Nacht, wo sie wieder unerschöpfliche Kraft und Elan spüren.
- Dagegen halten sie nur mit Mühe und Not den Nachmittag durch und schaffen es in der Regel nur mit Kaffee, Tee oder anderen Reizmitteln.
- Morgens fühlen sie sich elend und brauchen wieder Kaffee, um wach zu werden; sie frieren jetzt chronisch und vertragen die kalte Dusche nicht mehr.
- Frauen, die ihre sanften, weiblichen Gefühle in dieser harten, erbarmungslosen, schnellen Welt nicht leben können, aber all ihre Kräfte und für ihre Ziele einsetzen, weil sie auch etwas erreichen wollen.
- Da die meisten Widerstände oft im eigenen Heim empfunden werden, können diese Menschen daheim gnadenlos werden, aber in ihrer Firma herzliche, führende Kapazitäten sein.
- Ohne die einfühlsame Melodie ihres Herzens werden sie zu eiskalten Machtmenschen.

Die positive Affimation von Nux vomica lautet:
„Ich füge mich allen Gegebenheiten des Lebens“.

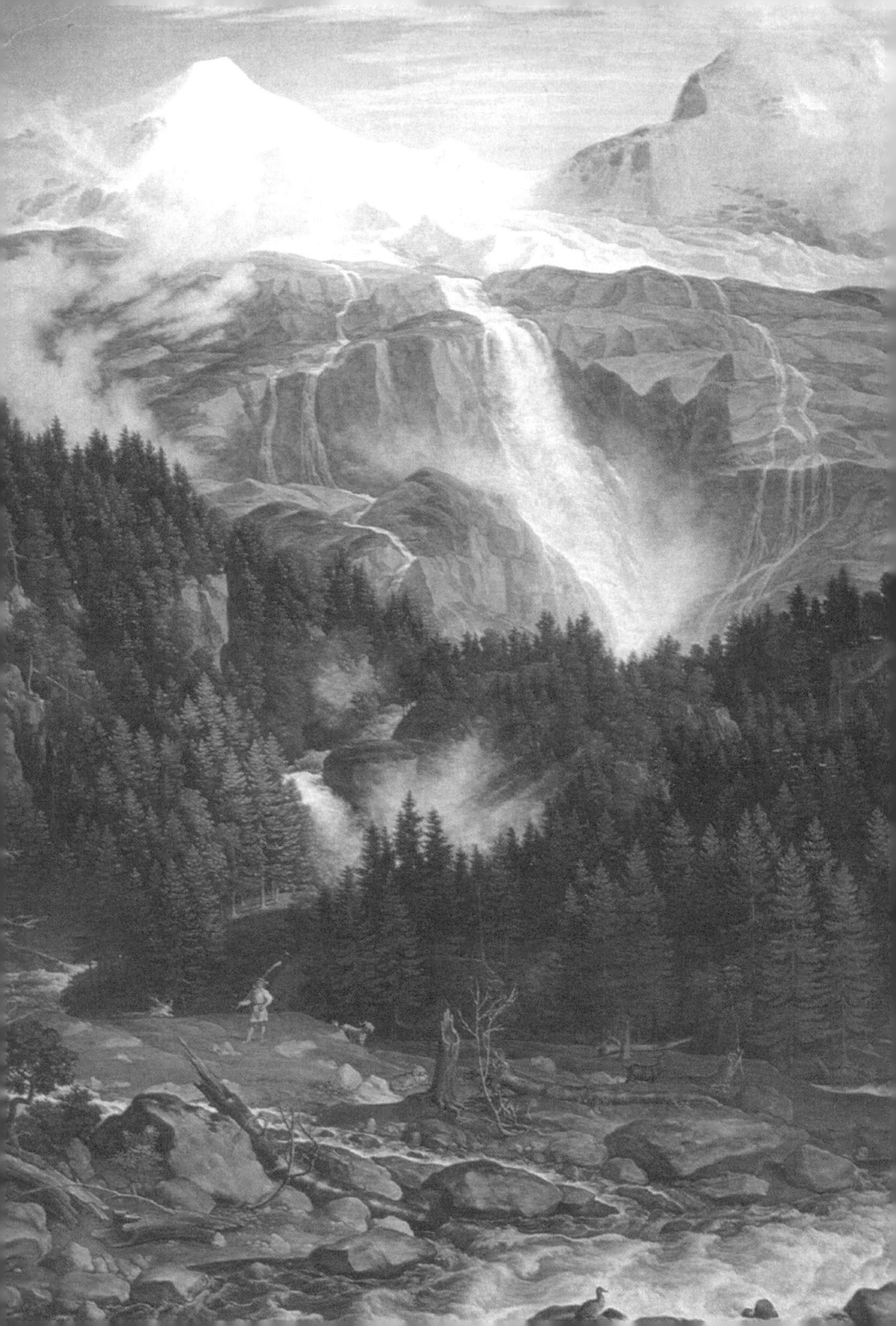

Das homöopathische Mittel Aconit
kommt vor allem in der Schockbehandlung und
bei plötzlichen Erkrankungen zum Einsatz.
Welch starke urwüchsige Naturverbundenheit mit
dem Eisenhut in Verbindung gebracht
werden kann, ist den meisten von uns bislang
noch völlig unbekannt.
So kann Aconit dort helfen, wo wir uns schon sehr
weit von der Natur entfernt haben und
wenn es uns sehnlichst bewußt wird, daß wir
eigentlich gerne zu ihr zurückfinden möchten.
In der Geschichte wird dargestellt,
wie der große, athletische sanguinische Aconit
mit engelsanftem Temperament,
begnadet mit dem höchstmöglichen Gleichmut und
der Sorglosigkeit, voller Abenteuerlust –
in den turbulenten Staub der Menschheit fiel.

Aconit

Aconit in der erlösten Form

Aconit und seine Frau Aconita leben auf einer hochgelegenen Alm. Obwohl sie schon viele Jahre verheiratet sind, hat Aconita immer noch das Herz eines Mädchens. Nachdem sie ihre morgendlichen Pflichten gemütlich, aber ohne Zögern durchgeführt hat, nimmt sie ihre drei Kinder, das Kleinste im Arm, das Nächstgrößere in einem Tragetuch und das Älteste an der Hand, und beginnt mit ihren morgendlichen Unternehmungen. Beim Hinausgehen gibt sie Aconit einen herzerwärmenden Kuß, und beschwingt verläßt sie das Haus. Voller Freude begrüßt sie draußen den erfrischenden Wind und dankt den Elementen für die Kraft, die sie ihr spenden.
Sie liebt die Luft und den Regen, den Sturm, das Gewitter, den Schnee und die Sonne in ihrer elementarsten Form. Je mehr die Naturelemente wehen und toben, prasseln und strahlen, um so mehr Liebe und Verehrung spürt sie für sie, und um so mehr Kraft und Stärke kann sie in sich sammeln. Weht der Wind stärker, so geht ihr Herz noch mehr auf. Scheint gleichzeitig auch noch die Sonne, kann deren lebensspendende Energie noch mehr auf sie herunterstrahlen. So weitet sich ihr Bewußtsein, bis sie die angenehme Wärme und das erquickende Licht in jeder Gehirnzelle wahrhaftig empfindet.
Auch die rauschenden Gebirgsbäche sind eine Pracht der rohen Naturgewalt. Mit festem Schritt schlägt sie den Pfad zu der nächsthöhergelegenen Alm ein, wo im Sommer ihre Schafe weiden. Es ist 7 Uhr morgens, um 11 Uhr muß sie wieder zurück sein, um das Mittagessen zuzubereiten. Der Weg windet sich durch Wiesen und Wälder. „Oh, wie schön!“, ruft Aconita aus. Die drei kleinen Aconitinnen bewundern mit ihrer Mutter die Krokusse auf der Wiese. „Singe uns ein Lied, du kleiner Vogel!“ ruft Aconita dem Vogel mit ihrer singenden Stimme zu. Vögel haben einen festen Platz im Herzen von Aconita und erwidern ihren Gruß mit einem beflügelnden Konzert. „Kommt, wir sind gleich da“, sagt Aconita und läuft den letzten Kilometer den Berg hoch. Sie schaut nach den Tieren und spricht mit jedem einzelnen. Sie kommen zu ihr, um gestreichelt und liebkost zu werden.
Nachdem sie mit allen Erledigungen fertig ist und es bald Zeit ist zurückzukehren, springt sie noch schnell zu dem herunterprasselnden Wasserfall und läßt dieses wunderbare Geschenk der Natur über sich ergießen. Sie juchzt voller Freude und tritt heraus. Körper und Geist prickeln nun in zartem Rosa. Dann packt sie die Kinder, und fast tanzenden Schrittes geht sie den Weg nach Hause

zurück. Dort angekommen, legt sie ihr schlafendes Kind ins Bett, und die beiden anderen gehen spielen. Mittagessen gibt es um 12 Uhr, eine dicksämige Suppe aus vielen Kräutern, Wurzelgemüse und Fleisch und dazu ihr selbstgebackenes Brot aus Weizen, Roggen, Kräutern und Gewürzen. Der wohlbekannte Käse und die Butter stehen stets zum Essen bereit.
Der Nachmittag vergeht in Windeseile mit den verschiedenen Aufgaben, die anfallen. Trotzdem findet Aconita bei schönem Wetter Zeit, sich ein kurzes und kräftiges Sonnenbad zu gönnen. Für das Abendessen wird nicht sehr viel Aufwand gemacht, außer es kommen Gäste. Es werden normalerweise die Reste vom Mittag verwendet. Dann bringt sie die Kinder ins Bett, vorher werden fröhliche Lieder gesungen und Gute-Nacht-Geschichten gelesen. Sind die Kinder erst einmal im Bett, folgt noch ein kurzes Gebet, und dann wird geschlafen.
Das abendliche Beisammensein ist eine wirklich erholsame Zeit. Aconita und Aconit lieben sich sehr, aber das merkt man eher an der warmen Atmosphäre, die in ihrem Zuhause herrscht. Gegen 22 Uhr machen sie sich in ihrer gemütlichen, aber trotzdem zügigen Art fertig für die Nacht, um wieder um 4 Uhr morgens den nächsten Tag zu beginnen. Aconita ist sehr vital, und knapp sechs Stunden Schlaf reichen ihr aus. Auch weniger Schlaf hat keine Auswirkungen auf ihre Lebenslust, außer vielleicht, daß sie noch lebendiger wird.

Unendliche Energie und Lebensfreude

Aconit ist sehr kräftig gebaut und groß, fast 2 m. Seine sehnigen Muskeln sind gut abgepolstert mit festem, elastischem Fettgewebe. Sein Gesicht ist rund, aber das Relief der Knochen ist deutlich sichtbar unter der Haut. Zusammen mit seinen blauen Augen bilden sie einen Ausdruck von mächtiger Stärke.
Aconit ist mit der Natur so sehr verbunden und im Einklang, daß er eins zu sein scheint mit ihr. Er wirkt fast wie ein beweglicher Berg, der in sich ruht und Gemütlichkeit ausstrahlt. Mit der aufgehenden Sonne ist er schon unterwegs auf den Feldern und im Wald, als die ersten goldenen Strahlen sein Herz zum Dankesgesang aufrufen.
Seine Wahrnehmung weitet sich aus, und er sieht im Haus, wie seine schöne Aconita ihr Liebeslied an die Engel singt und die Harfe spielt, um die Kinder sanft aufzuwecken. Seine tiefe Baritonstimme erhebt sich mit einem Freundesgruß an die Wald- und Wiesengeister. Aconita hört seine Melodie, nimmt sie tief in sich auf und läßt sie in ihr Lied mit einfließen, bis sich zwei Herzen

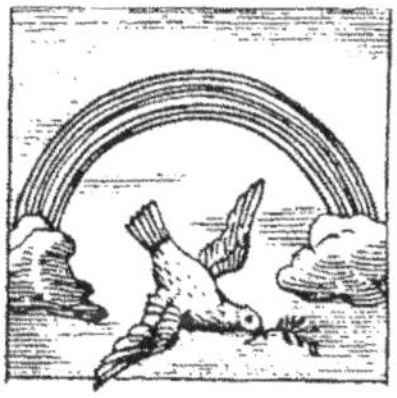

zusammenwiegen und einen Tanz der Harmonie weben. Eines nach dem anderen wachen die Kinder mit einem Lächeln auf, fallen der Mutter um den Hals und überschütten sie mit Küssen. Dann laufen sie lachend hinaus, um sich für den Tag fertig zu machen, und spritzen draußen mit dem eiskalten Wasser um sich. Sie scheinen wie aus Felsstein gehauen zu sein, so elastisch und gesund sind sie. Eher würde ein Stück Felsen herausbrechen, als daß den kleinen Aconitinnen etwas passiert. Wenn sie hinfallen, ist es ein Sich-in-der-Luft-Drehen wie aus der kühnsten Schaolinkampfkunst, und die Steingummi- Aconitinnen rollen mit vergnügtem Gelächter gleich wieder auf die Beine. Knallt eines beim Spielen gegen die Hauswand, spürt man die Erschütterung bis zum zweiten Stock hinauf. Mit einem Lächeln ermahnt sie Mama Aconita dann, das Haus nicht zu beschädigen. Die Schwester Aconitina spielt sehr gerne mit dem kleinen Bruder. Sie nimmt ihn in die Arme und dreht sich mit ihm so schnell um sich selbst, daß einem nur vom Zuschauen schwindlich wird, oder sie schaukelt mit ihm so schwungvoll, daß er erst zur einen Seite in die Luft hochschwebt, um dann wieder sanft in ihre Arme hineinzufallen, und dann zur anderen Seite. Seine freudigen Töne erfüllen das Haus, und ein breites Lächeln macht sich auf seinem Gesicht breit.
Draußen springen die Kinder über Fels und Stein, klettern auf Bäume und rasen mit halsbrecherischer Geschwindigkeit steile Pfade hinunter. Aconit, in den Bergwäldern mit der Arbeit beschäftigt, hält ein Auge auf sie und lacht mit ihnen. Werden sie zu übermütig, steht er ihnen sofort zur Seite – ein Felsen der Autorität, der sie führt, bis sie wieder in Sicherheit sind.

Ehrgeiz mit Wagemut und Mut mit Vorsicht sind die Anweisungen, die er an seine Kinder weitergibt. Drei von seinen Schafen sind verlorengegangen. Er folgt ihrer Spur mit dem geistigen Auge, und sein Herz ist mit ihnen verbunden und schickt ihnen Liebe und Trost. So finden die Schafe wieder zu ihm zurück. Die Aconit-Familie lebt in und von der Natur und mit den Schafen. Der Speiseplan enthält nur gelegentlich in der kalten Jahreszeit Fleisch. Aconita stellt verschiedene Kräuterextrakte her. Einen speziell für die Winterzeit, in der durch den Fleischverzehr vermehrt Abfallprodukte im Körper eingelagert werden. Er besteht aus neun Kräutern: dem Knabenkraut, der Horst- und Polstersegge, dem Alpen-Säuerling, den Berg-Hauswurz, dem Alpen-

Vögel
haben einen festen
Platz im Herzen
von Aconita . . .

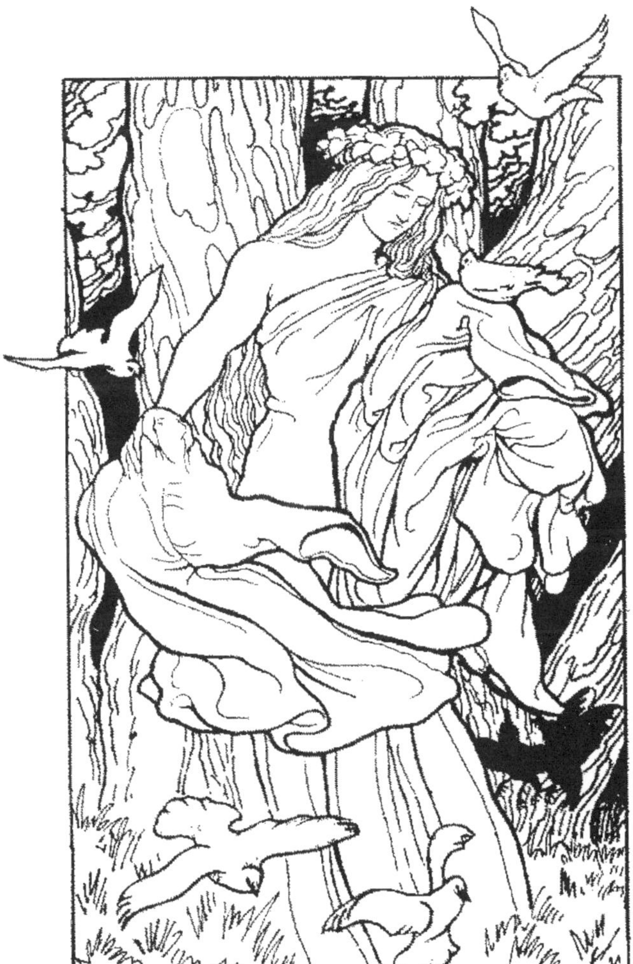

süßklee, dem gelben und dem stengellosen Enzian und der Zwerg-Schafgarbe.
Um die letzten Schlacken des Winters zu beseitigen, schabt Aconit im Frühjahr das Innere der heilkräftigen Wurzeln des Blauen Eisenhuts und des Wolfs-Eisenhuts heraus, zerkleinert dieses und läßt es in einer Schale zusammen mit frischem Gebirgswasser drei Tage in der Sonne stehen, bevor er das Heilwasser in kleine Gefäße abfüllt. Morgens durchflutet der Blaue Eisenhut den Geist und die Seele mit Kraft und Klarheit. Abends spendet der Wolfs-Eisenhut einen tiefen, seligen Schlaf.

Herkunft von Aconitum napellus

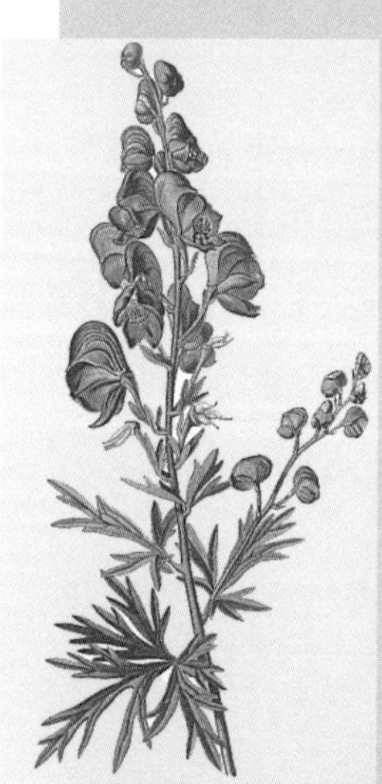

Aconitum napellus, der Blaue Eisenhut aus der Familie der Hahnenfußgewächse, wächst in den Alpen bis über 2000 m und kann bis zu 1 1/2 Meter groß werden. Auch als Gartenblume ist die Pflanze beliebt. Die blauvioletten Blüten dicht an dicht sehen so anmutig und erhaben aus, daß man gleich von ihnen verzaubert ist, aber gleichzeitig ist ihre klare Botschaft, Abstand zu halten, für jeden erkennbar. Die Blätter, wie leuchtende Hoheitszeichen, bedecken den kräftigen Stengel. Der Wurzelstock ähnelt einem Rübchen. Daher entstand auch der Name „napellus“ die Verkleinerungsform von „napus“, die Rübe. Die jungen Blüten des Eisenhuts sind stabil und gegen jeden Sturm geschützt, weshalb sie staublos sind und was der Pflanze auch den passenden Volksnamen "Sturmhut" eingebracht hat. Ältere Blüten hingegen stäuben bei plötzlichem Windstoß; so wird auch bei dem Aconit-Menschen "Staub hochgewirbelt", wenn er recht unsanft und plötzlich gegen einen Felsen knallt (durch Schreck/Schock) oder wenn ein kalter Sturm weht.
Der Name Aconit selbst stammt aus dem Griechischen und bedeutet Stein, Fels. Dies veranschaulicht seine Fähigkeit, wie ein Fels in der

Brandung zu stehen. Eine andere Deutung leitet sich von dem griechischen Wort „akonitos" ab (a = nicht; koniein = anstrengen, Staub aufwirbeln). Dies zeigt uns Einsicht in die reibungslose Aktivität von Aconit ohne Anstrengung und in seine Unbesiegbarkeit.

Wer speziell an der Wurzel kurz kaut, spürt bald einen scharf-brennenden Geschmack. Es prickelt an der Zungenspitze, und dann wird alles in und um den Mund herum taub, gleichzeitig setzt starker Speichelfluß ein. Prickeln mit Neuralgien ist ein deutliches Symptom für Aconit. In der Antike war Aconit als starkes Gift gefürchtet, und es war auch im Mittelalter in so mancher „Hexensalbe" zu finden.
Der Sage nach ist Aconit aus dem Geifer des Höllenhundes Kerberos entstanden, als dieser am Hügel von Aconitos in Pontos von Herakles aus der Unterwelt heraufgeschleppt wurde (Ovid). Wie Nux vomica hat Aconit eine stark toxische Wirkung auf Raubtiere, wohingegen Pferde, Schafe und Ziegen Aconit ohne weiteres fressen können.

Wie der sorgenlose und abenteuerlustige Aconit in den Staub der Welt fiel

Eins Tages im tiefsten Winter kommt ein Wüstling zu der Aconit-Familie in den Wald, völlig ausgehungert, vor Kälte ganz blau und grün geworden. Aconitas Herz schmilzt vor Mitleid, und sie pflegt ihn mit deftiger Fleischbrühe und Löwenzahnwurzeln, Knödeln von rauhem Berglöwenzahn, verfeinert mit Blättern des Herbst-Löwenzahns. Wenn der Aconit-Mensch im Winter Fleisch ißt, spendet ihm dieses zwar Kraft, aber ohne sich zusätzlich Bewegung, wie z. B. ein Schneebad, zu verschaffen und ohne den Kräutersegen der neun Kräuter geht es ihm nicht wirklich gut.
Der Wüstling namens Treues Herz, angesteckt durch die Natürlichkeit der Aconit-Familie, erholt sich schnell, wächst und gedeiht und erarbeitet sich mit ihrer Hilfe eine beneidenswerte Gesundheit. Sein Herz ist voller Dankbarkeit und fühlt fast schmerzvolles Mitleid für all seine Schwestern und Brüder, die diese große Gnade, die er erleben durfte, nicht kennen. Er bittet Aconita um

Mithilfe, ein Zentrum für die Wiedererlangung der Urnaturkraft zu gründen. Daraufhin erschallt das ganze Haus laut von ihrem fröhlichen Lachen. Als sie aber merkt, daß es sein Ernst ist, verspricht sie ihm, ihrem Herzgemahl sein Anliegen darzulegen. Aconit, erstaunt über diesen ungewöhnlichen Wunsch, sagt ihm, er selbst müsse erst einmal mit dem Berggeist darüber reden und ihn um Rat fragen. Als er am nächsten Abend nach Hause kommt, merkt Aconita ein gewisses Etwas in seinem Wesen, das auch ihren Blick für kurze Zeit betrübt. Aconit erzählt: „Eine derartige Einrichtung zur Gesunderhaltung wäre ein großer Dienst für die Menschheit, sagte mir der Berggeist, aber auch eine nicht ungefährliche Prüfung."

Daraufhin erklärt Treues Herz sich bereit, die Organisation für das Projekt zu übernehmen. Es vergehen Wochen für die Vorbereitung, Gästezimmer werden gebaut und eingerichtet und vieles mehr. Die Tage werden dicht und geballt neben dem normalen Alltag. Das unbeschwerte, zwar arbeitsvolle, aber lockere Leben ist dem Projekt zum Opfer gefallen. Alle helfen, wo sie nur können. Eine Herkules-Aufgabe wird verrichtet, binnen drei Monaten sind alle Aufgaben erledigt. Soviel Schweiß und Freude ist noch nie geflossen. Das Gesundheitszentrum heißt „Leben in der schönen, mächtigen Natur". Die Gäste sollen der Aconit-Familie mithelfen im Wald und beim Melken. Es sind aber auch Tagesausflüge, Bergwanderungen und z. B. das Herunterspringen in den Wasserfällen geplant. Im tiefsten Winter werden sie auf der Suche nach Schafen sein und dementsprechend also auch in Schneehöhlen übernachten, aber auch Kräutersammeln im Sommer wird angeboten. Alles ist sinnvoll verbunden mit dem Tagwerk der Aconit-Familie.

Am Anfang läuft alles gut und wie geplant. Aber nach und nach haben sich auch hochnäsige, leichtlebige und genußsüchtige Menschen eingefunden. „Was für eine Dreckarbeit!" empört sich einer im Stall und schockiert Aconita, so daß Aconitina sich in die Faust beißen mußte. Beim Kräutersammeln schneidet sich ein anderer in den Finger und schreit vor Entsetzen: „Oh, du dumme Pflanze!" Das Herz von Aconita weint, und sie umarmt die Pflanze in ihrer Liebe. „Ach! Hören Sie auf mit dem Melodrama." Als der Gast nicht aufhört zu schimpfen, spürt Aconita zum ersten Mal Zorn, aber auch Angst vor dieser Emotion. Ganz kühl sagt sie: „Sie wissen nicht, was Sie sagen. Ich verbiete Ihnen, mit meinen geliebten Pflanzen so umzugehen." Es gab einen kurzen Kampf mit Blicken, wonach sich der gegen die Natur Verstoßende abwendete. Am nächsten Morgen verläßt der Gast den Hof.

Krank vor Schreck

Eines Tages wird eine Bergtour unternommen, wobei auch einige „gefährliche“ Berge erklommen werden sollen. Leider sind in der Gruppe auch einige Gäste vom Schlage der schwachen Medorrhiniker und Tuberculiniker, die ständig quengeln und unzufrieden sind. „Es ist so heiß!“ stöhnt ein Sycotiker. „Warum bin ich nicht zu Hause geblieben?“ murmelt, für alle deutlich hörbar, ein anderer. „Ich habe Durst, ich habe Durst“, schreit das mitgetragene Kind. „Hunger“, schreit der Nächste, „ich will nicht mehr.“ Aconit ist sehr bekümmert, bis er versteht, daß diese Menschen zügellos und selbstsüchtig sind. Er empfindet für einen kurzen Moment eine gewisse Verachtung, die sich bald verflüchtigt, sobald er kräftig voranschreitet. Unbemerkt ist er nicht mehr hundertprozentig aufmerksam. Spät am Nachmittag, als alle etwas angestrengt sind, sieht er, wie sich ein Kind in Gefahr begibt. Mit einem Sprung ist er da, als das Kind fällt, und hat es auch schon in seinen Armen geborgen, aber selber rutscht er aus, und, das Kind schützend, fällt er mit einem dumpfen Schlag auf den rutschigen Felsen. In den 30 Jahren seines Lebens ist ihm so etwas noch nie passiert. Er liegt eine Sekunde ganz still vor Schreck da, dann steht er mit einem Ruck auf, schüttelt seinen Kopf, um die dumpfe Verwirrung abzuwehren. Danach geht alles weiter wie immer, aber er ist ganz still geworden. Um Mitternacht herum fängt Aconit an, im Schlaf zu stöhnen, und wird unruhig. Aconita wacht auf und kommt zu ihm. Sie legt ihre kühle Hand auf seine Stirn, die ganz heiß und trocken ist. Er glüht und ist nicht richtig anwesend. Ein großer Durst entwickelt sich, und er trinkt einen Krug kaltes Brunnenwasser in einem Zuge aus. Als er sich aufsetzt, wird sein rotes Gesicht ganz blaß, und Aconita muß ihn festhalten. Das Fieber und die Unruhe steigen. Auf einmal schreit Aconit: „Oh, großer Gott, ich sterbe!“ Aconita hält seine Hand, und Tränen fließen über ihre Wangen. Sie betet. Tief versunken im Gebet befindet sie sich auf ihren geliebten Wiesen, und der Geist des Eisenhutes steht vor ihr. „Fürchtet Euch nicht, gib deinem Herzgemahl etwas von meiner Essenz. Seid

Symptomenkomplex von Aconit

- *Folgen außergewöhnlichen Schocks für Geist und Körper.*
- *Rasch eintretende hochentzündliche Zustände, meist einhergehend mit starkem Fieber.*
- *Lebensbedrohliche Zustände, zumindestens empfindet der Kranke es so und meint, er müsse sterben.*
- *Große Unruhe begleitet die Erkrankung, meist mit viel Stöhnen verbunden.*
- *Beim Hochsitzen ohnmächtige Schwäche und blaß.*
- *Meist großer Durst auf große Mengen kalten Wassers.*
- *Fieberhafte Erkrankungen ohne Schweiß. Reichlicher Schweiß bedeutet, daß die Krise vorbei ist.*

gefaßt. Es kommen noch weitere Prüfungen auf Euch zu, aber Ihr seid geschützt.“
Nach einem Schluck von dem Blauen-Eisenhut-Elixier schwitzt Aconit reichlich und fällt in einen tiefen Schlaf. Am nächsten Morgen wacht er mit der Sonne auf, die sein Gesicht liebkost, und er fühlt sich wieder von der alten Kraft durchflutet.
Strenge, manchmal herzzerreißende Tage kommen und gehen. Aconit und Aconita, aber auch die kleinen Aconitchen, bemühen sich selbstlos bis zur Selbstaufgabe.

Einmal fällt beim Wintertraining ein Gruppenmitglied in eine Felsspalte und verletzt sich. Aconit übergibt Treues Herz die Führung, lädt sich den Verletzten auf den Rücken, um ihn vor dem kalten Wind zu schützen, und trägt ihn nach Hause. Dieser Mann hatte sich Aconits Anweisungen widersetzt, und außerdem macht seine Verwundung einen tiefen Eindruck auf Aconit. Den ganzen Weg nach Hause lassen Aconit diese Eindrücke nicht los, und er beeilt sich mehr als angebracht. Auch bläst der kalte Wind sehr unangenehm, was ihm sonst nichts ausmacht. Am nächsten Morgen wacht er mit atemberaubenden Schmerzen in der linken Brustseite auf. Sie kommen in Wellen mit einem Prickeln und Taubheitsgefühl daher und schießen in den linken Arm hinein. Die Schmerzen scheinen immer schlimmer zu werden, und auf einmal brüllt der sonst beherrschte Aconit. Wieder kommt ihm der Eisenhut-Geist zu Hilfe und ermahnt ihn, seine Fassung zu behalten. Am nächsten Tag geht es ihm schon viel besser.

Schock läßt ihn resignieren

Es ist ein Sommertag. Die Sommergesellschaft lädt die Aconit-Familie zum Sommerfest ein. Es wird gesungen und getanzt. Zum Abendessen gibt es Bier am offenen Feuer. Der bittere, herbe Geschmack des Alkohols ist Aconit sehr angenehm und schießt durch sein Blut wie eine Hochdruckwelle und läßt sein Herz ungewöhnlich, aber irgendwie angenehm stark pumpen. Er ißt dann mit großer Begeisterung das eingelegte Gemüse und Sauerbraten und trinkt große Mengen Enzianelixier, gesüßt mit Löwenzahnhonig. Am späten Abend spürt Aconit ein dumpfes Gefühl im Kopf, eine unbekannte Benommenheit. Er fällt in einen unruhigen Schlaf und hat das Gefühl, in der Luft zu schweben. Plötzlich fällt er von einer großen Höhe weit hinunter und landet in den Armen

des Berggeistes. Er lächelt ihn an und sagt: "Du sollst keinen anderen Geist trinken als mich. Der menschliche Geist ist Gift." Als Aconit ihn unverständlich anguckt, erklärt er: „Bier enthält Alkohol, ein hinterlistiges Gift.“ Freude macht sich daraufhin in Aconit breit, so daß er am nächsten Morgen lachend aufwacht.
Am späten Vormittag schaut er nach seinen Gästen, die aber noch alle schlafen. Im ganzen Haus macht sich ein unangenehmer Geruch breit, er sieht überall Zigarettenkippen auf dem Fußboden liegen. Wut steigt in ihm hoch. Er verläßt das Haus und hat das Gefühl, wie von einem Schlag auf dem Kopf getroffen worden zu sein. Nun reicht es ihm. Er ist fest entschlossen, dieses Projekt zu beenden. Er ruft Treues Herz zu sich und verständigt ihn von seinem Entschluß. Nach einem längeren Gespräch beschließen sie, das Zentrum weiterzuführen, jedoch nur unter einfachen Regeln und Gesichtspunkten. Und so läuft heute das Aconit-Zentrum unter dem Motto: „Hilf dem anderen mit offenem Herzen hoch, wenn er es sehnlich will. Wenn nicht, dann laß ihn in Gleichmut gehen. Ein Kluger ist besser als zwei Dumme!“

Arzneimittelbild von Aconit

Aconit-Menschen sind kräftig gebaute Menschen von lebhaftem und fröhlichem Charakter. Sie haben meistens eine sanguinische Konstitution, die sich durch Blutandrang aller Art, besonders da, wo Kälte die Ursache ist, manifestiert. Aconit besitzt unendlich viel Energie und Lebensfreude. Leben bedeutet für ihn Landleben und Verbundensein mit der Natur. Seine Seele geht in der Welt der Pflanzen und Tiere auf, er kann sogar empfinden, wie die Bäume miteinander reden. Er sieht in allem das Leben, und wenn dies nicht mehr existiert, bekommt er Angst.
Aconit ist optimistisch und macht sich keine Sorgen. Er sieht nichts, weshalb man sich Sorgen machen könnte..., bis der Tag kommt, an dem etwas passiert, was er nicht kennt (z. B. ein zu heftiger Schlag oder ein Sturz), und das löst bei ihm einen Schock aus. Er wird plötzlich und heftig krank, bekommt Fieber über 40° C, wird ganz unruhig. Hinzu kommen derartige Herzklopfen, daß er meint, er müsse sterben. Die Todesangst ist sogar in seinen Gesichtszügen zu sehen, und er ist tief überzeugt, daß niemand ihm helfen kann.

Wichtigste Aconit-Symptome

- Liebevolle, herzliche Menschen, die durch negative Gefühle (wie durch moralische Aufregung, Zorn, aber auch Eile) sehr schnell betrübt oder dumpf werden.
- Schock durch eine Situation, die für den Betreffenden lebensbedrohlich war, auch in emotionaler Hinsicht.
- „Schlimme“ (außergewöhnliche) Situationen werden nicht ertragen. Kleine Kinder schreien vor Angst, wenn sie zum ersten Mal den Weihnachtsmann im Kaufhaus sehen; oder beim Anblick eines Unfalls.
- Angst vor schlimmen Dingen ist besser durch kalte Getränke und Bewegung.
- Schwangere fürchten sich vor der Entbindung, wenn die Herzensbindung zwischen Mann und Frau nicht mehr so eng zu sein scheint. Sie hat das Gefühl, es könnte ihren Tod bedeuten.
- Ängstlich nach einem Schreck.
- Morgens normalerweise geistig sehr aktiv, aber abwechselnd mit Benommenheit (vor allem durch Zigarettenrauch, im warmen Raum, nach Alkohol).
- Benommenheit, Verwirrung, er kann dann nicht überlegen. Draußen ist es besser.
- Fleißig, ausdauernd, aber Emotionen und Angst lassen ihn schnell entmutigen.
- Ehrgeizig, wagemutig, aber vorsichtig.
- Vergeßlich durch Emotionen.
- Sehr empfindlich, verträgt keine Witze (vor allem in der Pubertät).
- Sehr feinfühlig und empfänglich, braucht immer eine liebevolle Begleitung, sonst verliert er das Vertrauen in seine innere Stimme.

Die positiven Affirmationen für Aconit lauten:
„Ich bleibe ab jetzt im Schutz der Natur.“
„Ich bin der Fels in der Brandung.“

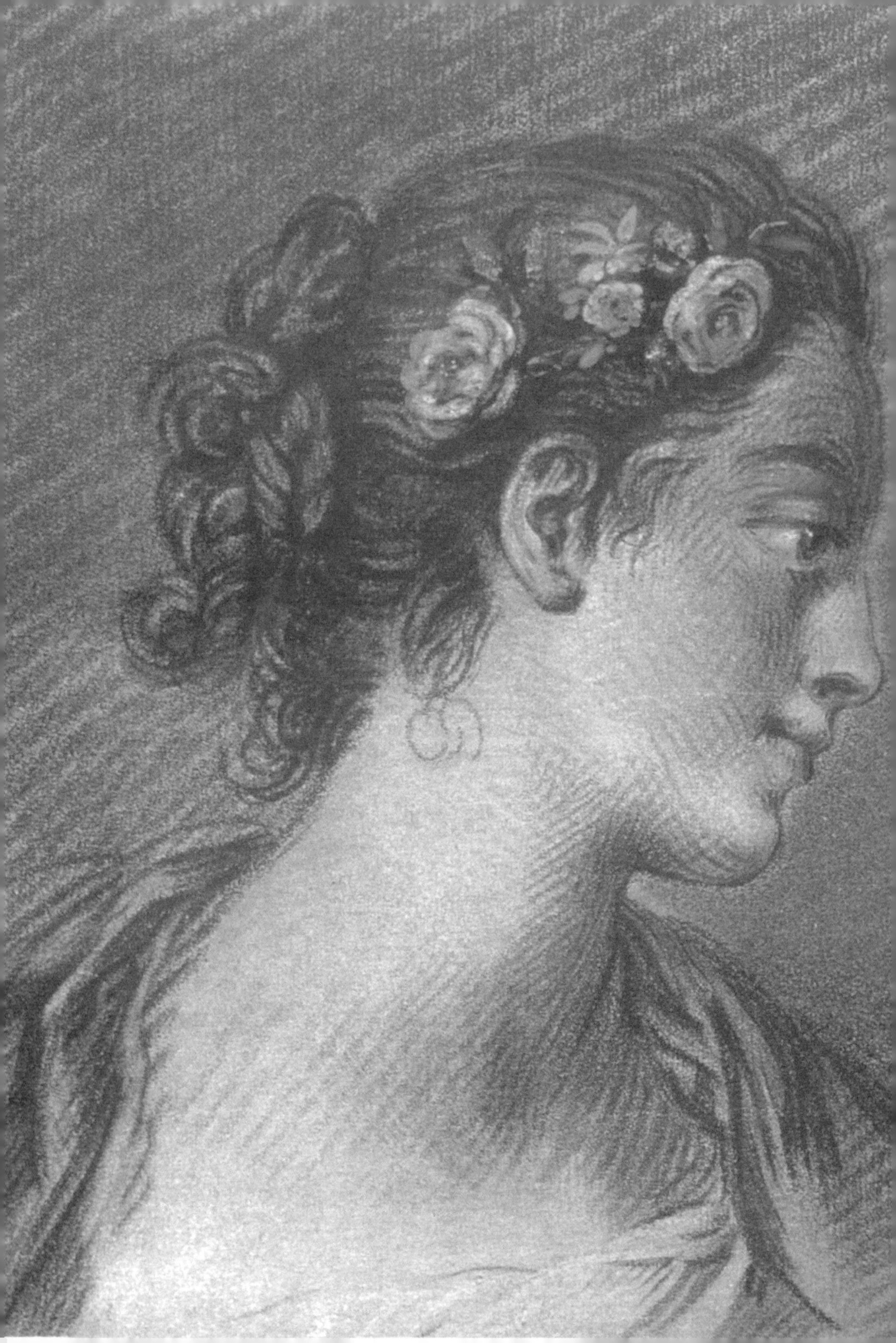

Hier werden wir Zeugen
der zu Herzen gehenden Liebesgeschichte
zwischen Belladonna und Belcarlo,
die beide in ihrer Eigenart einen jeweils
anderen Aspekt des homöopathischen Mittels
Belladonna darstellen,
wie auch schon die Eltern der kleinen Belladonna
es taten.

Belladonna

Der Belladonna-Typ in der erlösten Form

Als das edle, wunderschöne Kind Belladonna vier Jahre alt war, starb ihr Vater an Säuferwahn. Kurze Zeit darauf lief ihre Mutter mit einem Hofgrafen auf und davon. Sie war eine hochbegabte Frau, aber die demütigenden und entbehrungsreichen Jahre mit ihrem anfänglich innig geliebten Mann hatten sie sehr mitgenommen. Die kleine Belladonna war ein wunderschönes Kind mit großen leuchtenden Augen und hoher Stirn – ein wahrhafter Engel. Das cherubinische Gesicht mit einem Hauch Apfelröte rief im Herzen edle Gefühle der Entzückung und Fürsorge wach. Jedoch waren ihre Chancen der Entfaltung in dieser familiären Umgebung gering.

Ganz alleine stand sie nun in der Welt, als ihr Opa, mit Namen Bene Spiritus, kam, um sie abzuholen. Nach außen hin unerschrocken und standhaft schlug ihr kleines Kinderherz aber voller Angst und Bangen. Opa Bene Spiritus nahm sie in seine Arme, und sie schmiegte sich an seine Brust. „Armes Wesen", dachte Bene Spiritus und führte sie zu sich in ihr neues Heim. Sein Haus von stattlichem Bau, ein wahres Palais, befand sich in einer großen und prächtigen, gartenähnlichen Parkanlage.

Belladonnas Wohnbereich war ein turmähnlicher Erker von sehr großzügigen Dimensionen. Sie verliebte sich augenblicklich in ihr harmonieausstrahlendes, energievolles Zimmer und sprang voller juchzender Freude auf ihr Bett, klammerte das große Kopfkissen an sich und tanzte wild und ausgelassen in ihrem Zimmer herum. Die Wände waren wie von Michel Angelo bemalt. Sie blieb vor einer wunderschönen Wandmalerei von der heiligen Dreieinigkeit stehen und schaute sie mit großen Kinderaugen an, bis der Opa sie an die Schultern nahm und ihr die Bedeutung erläuterte.

Als er seine Ausführungen beendet hatte, gingen sie zum Mittagstisch. Die Kleine wollte gleich ein Stück Brot nehmen, aber Bene Spiritus ermahnte sie, daß sie erst Gott lobpreisen und danken sollte. Belladonna gab daraufhin irgendein ungereimtes, unverständliches Gemurmel in rasender Geschwindigkeit von sich und schob dann das ganze Stück Brot in ihren Mund hinein. Als sie eine weitere Handvoll Brot packen wollte, hielt Bene Spiritus sanft, aber bestimmt ihre Hand fest. „Jetzt werden wir ein richtiges Gebet sprechen", sagte er. Auf einmal wurden Belladonnas Augen ganz klein, und unbändige Furcht war in ihnen zu lesen. Sie sprang auf und biß ihrem Opa in die Hand. Da er die Hand nicht gleich losließ, spuckte sie ihn an, riß sich los und rannte wie ein gejagtes Tier durch das Haus. Gerade als sie aus dem Fenster hinausspringen wollte, konnte er sie packen und festhalten. Sie kämpfte wie eine Wilde, bis sie auf einmal sein lächelndes, väterliches Gesicht wahrnahm, und ihre ganze Furcht verschwand.

Opa Bene Spiritus beschloß, am nächsten Tag ihre Erziehung zu beginnen, die aus ihr die „schöne Dame“ machen sollte, die sie in Wirklichkeit war. Als erstes lernte sie, sich korrekt und eindrucksvoll auszudrücken, was man im herkömmlichen Sinn „sich richtig artikulieren“ nennt. Für Belladonna bedeutete es aber, die ganze Schönheit ihres Wesens, ihre tiefen Empfindungen mit sanfter, aber unbeugsamer Intensität äußern zu können. So lernte sie, sich im Reden, Singen, Musizieren, Tanzen, Gehen, ja beinahe in jedem Bereich des Lebens auszudrücken. Die Gestik wurde richtig einstudiert und geschult, und bald brachte Belladonna es zu einer kontrollierten und minimalen Auswahl an Worten, die mit der richtigen Hand- und Körperbewegung die entscheidende Betonung gab.

Die Jahre vergingen, und sie wuchs zu einer würdevollen Dame heran. Zu Hause sammelte sie in jeder erhabenen Gesellschaft von klein auf viele Erfahrungen und verinnerlichte deren Lektionen. Im Umgang mit anderen Menschen hatte sie eine äußerst angenehme Art und Weise, wobei ihr eisernes Rückgrat nicht im mindesten zu bemerken war. Die Kultur jedes Landes war ihr vertraut; ob sie sich in der Toskana, in der Bretagne, im Habsburgerland oder bei den Nachbarn in Herzegowina befand, sie war immer die graziöse Florentinerin, Bretagnerin, Habsburgerin oder Herzegowinerin. Eine hochinteressante und bewegende Zukunft stand ihr bevor. Wer weiß, welche Stufen sie erklommen hätte, wäre da nicht der charmante Belcarlo der Botticelli-Familie gewesen! Aber der Kreis dreht sich, und alte Schatten holen auch eine Belladonna ein.

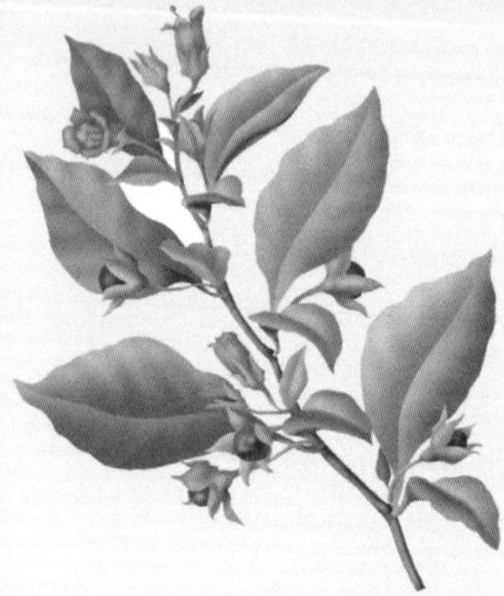

Herkunft von Belladonna

Atropa Belladonna, die Tollkirsche, auch Irrbeere oder Wutbeere genannt, findet man überall in Europa, Kleinasien und Nordafrika. Sie bevorzugt trockenere Stellen oder Gegenden. Deswegen ist sie eher an einem leichten Berghang als auf einer Wiese oder in einer Mulde zu finden.

Es sind die glänzend schwarzen Beeren dieser 80 cm bis 1,50 m großen Pflanze mit rötlich-braunem Stengel, die besonders giftig sind. Sie ähneln sehr dunklen Kirschen in der Form und der leichten Süße, obwohl ihr übler Geschmack den Genuß verleidet.

Wie die Namen schon ausdrücken, kann der Belladonna-Mensch rasend wütend werden, wenn seine innere Aktivität gehemmt wird.

Die Belladonna-Kinder sind sehr aktiv und können im leichten Krankheitsfall gar nicht zur Ruhe gebracht werden. Erst bei Temperaturen um die 40° C suchen sie das Bett auf, vorher sind sie beim besten Willen nicht zum Hinlegen zu bewegen. Jedoch bleibt auch dann noch die Gehirnaktivität krankhaft erhöht.

Kinder reagieren in besonderer Weise auf das Gift. Die lange Reihe der Vergiftungssymptome zeigt in ihrem Höhepunkt eine äußerst heftige Gehirnreizung, bedingt durch den starken Blutandrang zum Kopf. Studien haben gezeigt, je geringer die Gehirnaktivität eines Individuums ist, um so weniger Wirkung hat das Gift auf das Gehirn selbst. Dies bestätigt sich in der Homöopathie. Das Mittel Belladonna paßt für Menschen mit regem Geist, die ihre Fähigkeiten hoch geschult haben.

Die Alten haben sie „solanum manicum furiosum letale“ genannt. Auf englisch heißt sie „deadly nightshade“ (tödlicher Nachtschatten). Der Mißbrauch oder die Vernachlässigung der geistigen Fähigkeiten eines Menschen, der eine Belladonna-Konstitution aufzeigt, führt zu wütender Manie und Krämpfen und letzten Endes zum frühzeitigen Tod.

Atropa Belladonna, „Tochter“ der Göttin Atropos, bestimmt ihr Schicksal unerbittlich. Wenn das Los geworfen ist, wird der Lebensfaden unabänderlich hineingewoben. Auch wenn ihn das Leben abreißt, geht sie ihren Weg, ohne sich einmal umzudrehen.

Wie Belcarlo Belladonna zum Verhängnis wurde

Es war, als ob die ganze Vergangenheit ihrer Eltern zur Gegenwart wurde. Der heißgeliebte Belcarlo schob sich wie ein Wirbelwind in Belladonnas Leben. Wochen des verliebten Zusammenseins in Paris, Barcelona, Virginia vergingen in Lichtgeschwindigkeit. Das gegenseitige Kennenlernen ihrer Freunde und Bekannten brachte viel Herzenswärme in Belladonnas Leben. Es fing an, als sie in der Traumwelt „Everybody is singing down in Havanna"waren. Belladonna spürte ein seltsames Gefühl von Zuneigung zu dieser cubanischen Stadt in ihrem Herzen, das sich angenehm in ihrem ganzen Körper ausdehnte. Tag für Tag wuchs dieses Gefühl in ihr, und sie spürte eine zunehmende Zärtlichkeit für ihren Bello.

Die Traumwelt verlor jedoch allmählich ihren Reiz für sie, und stattdessen schlich sich eine große Sehnsucht nach ihrem Gutshof und der Heimat in ihr Herz ein. Eines Tages gingen sie in ein Palmenrestaurant, in dem der Abend mit Flamenco belebt wurde. Sie tanzte zwei Tänze mit Bello und wurde sofort

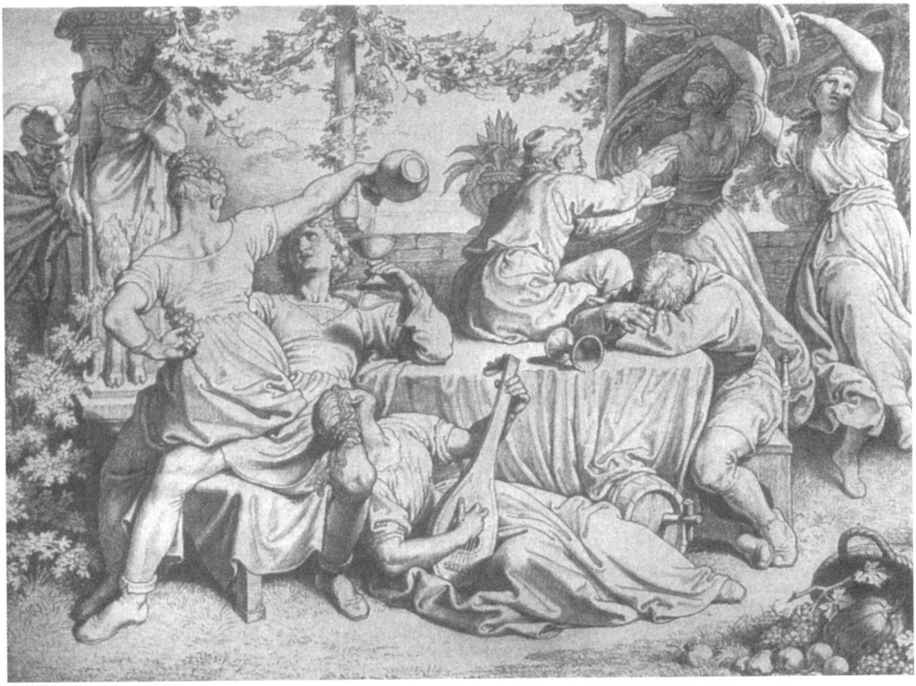

hochrot im Gesicht. Ein paar Schlückchen von ihrem „espumoso d'arzahar" entspannten sie augenblicklich. Sie setzten sich hin, und sie probierte von ihrer „sopa de crema d'esperrago", die sie eigentlich so gerne gemeinsam genossen. Auf einmal wurde Belladonna blaß, und sie spürte einen Ekel vor diesem Gemüse. Als ihre „ensalade di guacamole" kam, wurde ihr schon allein von dem Gedanken an Avocado schlecht. Nun entschloß sie sich, ihrem Caro Marido Bello den „schönen Umstand" mitzuteilen, und äußerte ihren tiefen Wunsch, nach Hause zurückzukehren. Sie wollte ihr Kind mit all der Liebe, die sie von ihrem gütigen Opa Bene Spiritus bekommen hatte, überschütten und ihm ein Heim voller Schönheit und Harmonie schaffen.
Belcarlo jedoch hatte von ihren zarten Andeutungen nichts wahrgenommen und war immer noch dabei, die nächste Köstlichkeit zu bestellen: „Camarero, una botella de Vermouth, per favor!" Entschlossen und fest sprach sie nun mit ihm. Als er sie fassungslos ansah, brach Belladonna den Abend ab und bestand darauf, auf ihr gemeinsames Zimmer zu gehen. „Bist du verrückt? Meinst du etwa, daß ich das schöne Leben wegen deines Kindes aufgeben werde?" fragte er sie entsetzt. „Es ist nicht mein Kind, sondern unser Kind, und wir fahren morgen nach Hause", erwiderte Belladonna.
Und so geschah es. Jedoch war Belcarlo nicht zu bändigen. Sein innerer Kern, noch nicht ausgereift, wollte keineswegs die Welt des Zauberglanzes und der hinreißenden Aktivitäten aufgeben. Belladonna brauchte jetzt die Ruhe und Festigkeit ihres Zuhauses, die Schönheit und die Behaglichkeit ihres Gartens, die Fürsorge und die Zärtlichkeit ihres Mannes. Sie spielte viel Musik und sang liebevolle Lieder für ihr Kind in ihrem Bauch. Aber das langweilte den Bello. Er vermißte das aktive Leben in der Außenwelt, die bezaubernde Innenwelt war ihm zu fremd. Als Belladonna dann gar nicht mehr bereit war, zu allen möglichen Festen und Einladungen zu gehen, entfremdete er sich immer mehr von ihr und ging alleine seinen Vergnügungen nach. Mit lächelnder Keckheit beleidigte er sie immer häufiger mit seinen Prahlereien und bemerkte es gar nicht. Zum Teil löste er Zorn in ihr aus, aber meist eher Traurigkeit durch seine fehlende Zärtlichkeit.
Als sie eines Tages in Gedanken versunken im Park spazierenging, blies ein kühler Wind. Traurig schlenderte sie stundenlang, ungenügend ge-schützt in der Kälte umher. Schon am frühen Abend merkte sie die starken Schmerzen in ihrem Hals. Ihr Kopf wurde ganz heiß, und sie fiel in einen ruhelosen, aufrührenden Schlaf. In ihrem Traum herrschte Krieg, und sie

wurde von Riesen verfolgt. Sie schrie und zuckte und warf sich im Schlaf umher.
Am nächsten Morgen hatte sie einen ganz dicken Hals und konnte nicht mehr schlucken. Auch ein paar Tropfen Wasser zu schlukken, verursachte solch qualvolle Schmerzen, daß sie den Versuch gleich wieder fallenließ. Sie hatte sowieso keinen großen Durst, aber die Kehle war so trocken und hoch entzündet und brannte dermaßen, daß sie meinte, ein paar Schlückchen kaltes Wasser würden ihr guttun. Sie fühlte sich fiebrig, und obwohl der Kopf brannte, waren die Füße eher kalt.
Im Laufe des Tages trocknete der Körper immer mehr aus, da das Trinken ja fast unmöglich war. Der Durst wurde so groß, daß sie versuchte, auf einmal einen großen Schluck zu trinken. Ihre Kehle krampfte sich daraufhin derart stark zusammen, daß die ganze Flüssigkeit durch die Nase hochgeschleudert wurde. Völlig erledigt legte sie ein Tuch mit heißem Mehlquarkbrei auf die Brust und den Hals und versuchte abzuschalten. Einige Stunden später wachte sie auf. Der Schmerz schien besser zu sein, und sie nahm ein tiefes Verlangen nach Limonade wahr. Sie ging in die Küche und preßte eine ganze Zitrone aus, verdünnte den Saft mit einem halben Liter Wasser und gab etwas Ahornsirup dazu. Selig schlürfte sie immer wieder von der kühlen, erfrischenden Limonade. Bis zum Abend hin hatte sie um die zwei Liter getrunken. Am nächsten Morgen wachte sie gesund auf.

Symptomenkomplex von Belladonna

- *Plötzliche, heftige Erkrankungen durch Kälteeinwirkung (auch Hitze), vor allem am Kopf.*
- *Ausgeprägte Gehirnreizung bedingt Alpträume bis zu rasendem Delirium.*
- *Mund und Rachen sind sehr trocken und brennen, aber meist hat der Patient kaum Durst, wenn überhaupt, dann auf kleine Mengen.*
- *Der Kopf ist heiß, oft rot, die Füße kalt.*
- *Der Schmerz ist unerträglich, geringste Berührung v. a. von erschütternder Art verschlimmern besonders.*
- *Warme (heiße), feuchte Anwendungen tun gut.*
- *Limonade aus Zitrone, Wasser und Ahornsirup ist ein heilsames Getränk für Belladonna.*

Belladonna lernt, auf die eigenen Fundamente zu vertrauen

Sie sah Belcarlo immer weniger, bis er ganz verschwand. Das werdende Kind aber war ihr das Wichtigste, und dafür setzte sie sich mutig ein. „Meinem Kind gebe ich das beste Zuhause, zu dem ich imstande bin, und bewahre es vor all diesem Unheil!“ war ihr fester Entschluß. Sie bereitete sich auf die Geburt vor, indem sie viel tanzte, Spaziergänge machte und durch Gebete und Gesang. Die letzten Monate ernährte sie sich fast nur noch von Gemüse und Obst.
Mit sanften, farbigen Kerzen um sich herum und dynamischer, beruhigender

Musik machte sie eine Wassergeburt ganz alleine zu Hause. Mit Tränen in den Augen und überwältigt vor Freude, empfing sie ihre Tochter und schmiegte sie an ihre Brust.
Aber die Zeit verging, und im Laufe der folgenden Monate hatte Belcarlo das ganze Vermögen verschwendet. Dies war für Belladonna ein harter Schlag, und mit schwerem Herzen kämpfte sie, um bei Sinnen zu bleiben und ihren Verstand nicht zu verlieren. In einem dieser Momente tappte ihre Tochter herein und gab ihr einen warmen Kuß. Sofort erlangte Belladonna ihre Fassung wieder und dachte bei sich: „Ach, du mein Herz! Für dich und für uns werde ich alles tun."
Sie machte eine Art Kindergartenschule auf mit Schwerpunkt Musik und Tanz. Ihr großes Wissen und Können kamen ihr zugute. Auch konnte sie die Anregungen alter und moderner Erziehungsrichtungen gut miteinander verknüpfen und in das Konzept einbauen.
Aus eigener Kraft war sie nun fähig, ein zwar bescheidenes, aber gutes Leben zu führen. Eines Tages wurde sie von Bellini, ihrer Tochter, gefragt: „Wer ist eigentlich mein Papa?"
Tränen standen in Belladonnas Augen. „Den wirst du auch kennenlernen und zwar bald", erwiderte sie nach kurzem Überlegen mit Bestimmtheit.
Sie machte Belcarlo ausfindig und begab sich sofort zu ihm: „Deine Tochter hat nun ein bestimmtes Alter erreicht und braucht in dieser Phase ganz besonders ihren Vater, und deswegen nehme ich dich jetzt mit nach Hause!" sagte sie ihm ganz ruhig. Der entschlossenen Kraft, die von Belladonna ausging und zu ihm hinfloß, war kein Widerstand zu leisten. „Du kannst lernen, mich aufrichtig zu lieben, wenn du gewillt bist. Aber zumindest unserer kleinen Bellini schenkst du von nun an all deine Liebe. Ich hege keinen Groll gegen dich, aber es ist die Zeit gekommen, daß wir alle den Willen haben sollten, uns näherzukommen. Dies muß im tagtäglichen, gegenseitigen Respektieren geschehen. Komm , mein lieber Bello, gehen wir nach Hause." Und so schaffte es Belladonna, selbstsicher auf ihre eigenen Fundamente zu vertrauen, und sicherte dadurch das Glück ihrer Familie.

Arzneimittelbild von Belladonna

Im erlösten Zustand ist Belladonna ein sehr in sich ruhender Mensch. Immer fröhlich und freundlich zu jedem strahlt er Harmonie und Ruhe aus. Sein

Gesicht, rund und ohne Kanten, und seine kräftigen Gesichtsfarben vermitteln Weichheit und Lebendigkeit. Stark und gut gebaut, mit hoher Stirn und großem Kopf sieht er darüberhinaus sehr gesund aus.
Belladonna hat einen starken Bezug zur Hirnaktivität und Intelligenz, die sich vor allem an den besonders leuchtenden Augen bemerkbar macht. Die Belladonna-Kinder sind frühreif und geistig sehr wach, lernen schnell und reden ganz vernünftig. Sie sind sehr lebhaft – richtige Energiebündel, die nicht viel Schlaf brauchen.
Die Grundkomponente von Belladonna ist der Ausgleich. Belladonna-Menschen haben im gesunden Zustand die Fähigkeit, alle Störungen, die von außen kommen – und es sind sehr viele! – auszugleichen. Sie wissen mit ihnen umzugehen, ohne daß es sie stört und ohne daß die anderen überhaupt merken, daß sie ständig ausgleichen. Wenn jemand z. B. verärgert ist, fragen sie sich: „Was ist das Problem?“ ohne selbst ärgerlich zu werden. Alles funktioniert dann in Harmonie, und sie fühlen sich als Teil des Ganzen.
Dieses ständig ausgleichende Gemüt macht sie sehr aktiv. Sie sind viel unterwegs, in der Natur und in den Bergen (die sie bewußt genießen, weil sie sich dort so harmonisch und zur Einheit gehörig empfinden). In Gesellschaft gehen sie auf jeden zu, freundlich, strahlend, kontaktfreudig. Sie sind deshalb immer so aktiv, weil sie ständig bemüht sind, mit dem, was entsteht, umzugehen. Sie sind sehr neugierig, möchten alles bewußt wahrnehmen und haben große Angst, etwas zu verpassen: Es gibt ja soviel zu erleben!

Belladonna-Menschen haben also eine sehr angenehme Persönlichkeit – bis eine extreme Störung, die sie diesmal nicht auszugleichen vermögen, eintritt und sie ihr Gleichgewicht verlieren läßt. Sie werden dann übermäßig reizbar und unausgeglichen und sind nicht mehr auszuhalten. Das Angenehme, das sie so sehr umgänglich machte, schlägt nun ins Gegenteil um. Man erkennt sie nicht wieder.
Die Hyperaktivität läßt ihr Gehirn nicht zur Ruhe kommen, sie schlafen zwar, aber wälzen sich hin und her und wachen immer wieder auf. Wenn der Zustand sich weiter verschlechtert, steigert sich der Erregungszustand: Sie bekommen sehr hohes Fieber (41° C) und Halluzinationen, sehen schwarze Tiere, insbesondere Hunde, Dämonen, Giganten, Riesen, die auf sie losgehen und sie bedrohen. Eine unkontrollierte Angst, die sie aus dem Bett herausspringen läßt, überwältigt sie. Sie empfinden einen unbändigen Zorn über den Verlust

der Harmonie, toben, beißen andere, weil diese sie von der Einheit abhalten, wollen sogar aus dem Fenster springen. Ihre Augen sind jetzt noch größer geworden und ihr Gesicht ist pupurrot. Je stärker die Einengung von außen kommt, desto heftiger werden die Symptome.

Die körperlichen Symptome zeigen die gleiche Überaktivität wie das Gemüt. Sie entstehen alle durch die Überfunktion der Organe und sind durch **B**rennen, **I**nflammation (Entzündung), **R**öte, **D**elirium, **S**pasmen (BIRDS) gekennzeichnet. Der kranke Belladonna-Mensch kann dann keinen Lärm, kein Licht, keine Gesellschaft ertragen. Alles, was wir vom positiven Zustand her kennen, ist nun umgekehrt. Jetzt möchte er ohne Störung, ganz allein zu Hause sein. Woanders zu sein, ist ihm zu fremd, im Krankenhaus weiß man ja nicht, welche Störungen auftreten könnten.

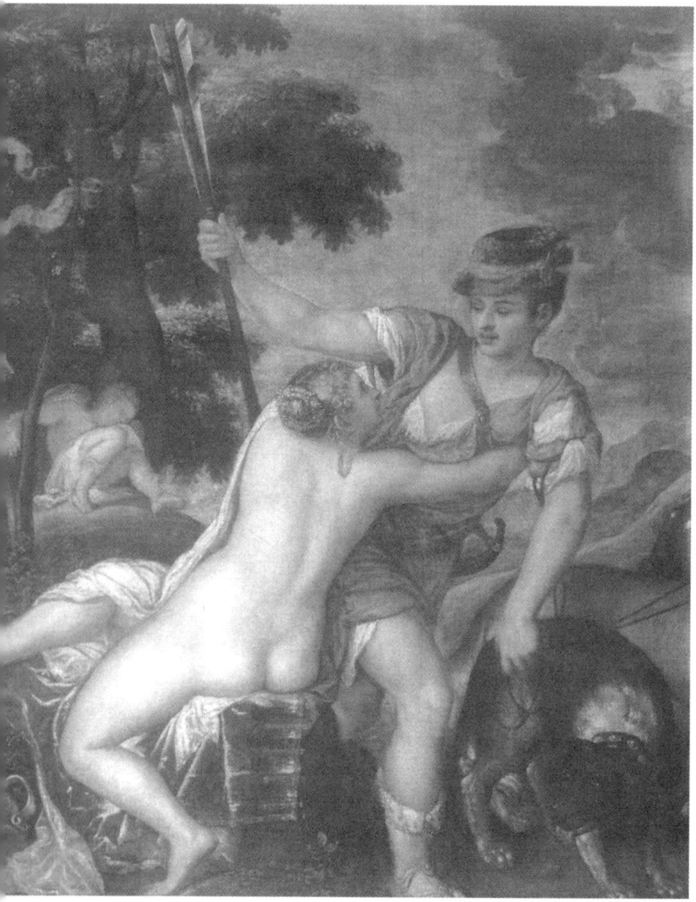

Wir können uns jetzt richtig vorstellen, wie die Schmerzen bei Belladonna wie ein elektrischer Schlag einschießen. In diesem Zustand ist Berührung und vor allem Erschütterung am schlimmsten. Die Kopfschmerzen sind so stark, als ob der Kopf zerplatzen würde. Die geringste Augenbewegung reicht, um den Kopfschmerz zu verschlimmern.

Wichtigste Symptome von Belladonna

- Menschen, die einen Sinn für das Leben haben und sehr positiv gegen jeden Strom vorwärtskämpfen.
- Sie glauben nicht an Krankheit und versuchen, unter allen Umständen weiterhin aktiv zu bleiben.
- Sie haben nur Vertrauen in sich, und glauben andere bewegen zu müssen, weil keiner etwas von alleine tut.
- Sie haben eine sehr sanfte, angenehme, überzeugende Art und Weise. Kommt aber das Gegenüber ihrem Lebenssinn nicht nach, können sie rasend wütend werden.
- Sie haben eine tiefsitzende Angst, daß ihre Lebensrichtung von anderen zerstört werden könnte.
- Aus diesem Grund besteht eine Furcht (meist unbewußt) vor tiefer Annäherung und Berührung, vor dem Eingesperrtwerden und „Außer-Gefecht"-gesetzt-Werden.
- Durch die Gefühle der Bedrohung werden ihre Hoffnungen mit Angst überschattet.
- Sie laufen Gefahr, übermütig und zu lustig zu werden und anderen dadurch zu nahe zu treten.
- Sie können beleidigend sein und schimpfen, ohne es selbst schlimm zu empfinden.
- Sexuell sind sie sehr fordernd, und für manche kann Sex zu dem einzigen Vergnügen im Leben werden. Das ganze Leben dreht sich dann um Sex.
- Tief innen sind sie mit ihrem Daheim verbunden. Manchmal haben sie das Gefühl, daß alles zu Hause in Flammen aufgegangen ist (auch im übertragenen Sinne: „es brennt"). Deshalb möchten sie nach Hause.
- Enthaltsam leben (das bedeutet auch getrennt sein vom „Leben") und ohne Partner zu sein, fühlt sich wie eine Schwere ums Herz an.
- Ist der Geschlechtstrieb zu stark, vergessen sie alle Verantwortungen.
- Tanzen und Musik bringt den Frohsinn ins Leben zurück.

Die positive Affirmation für Belladonna lautet:
„Ich bin meine eigene Quelle."

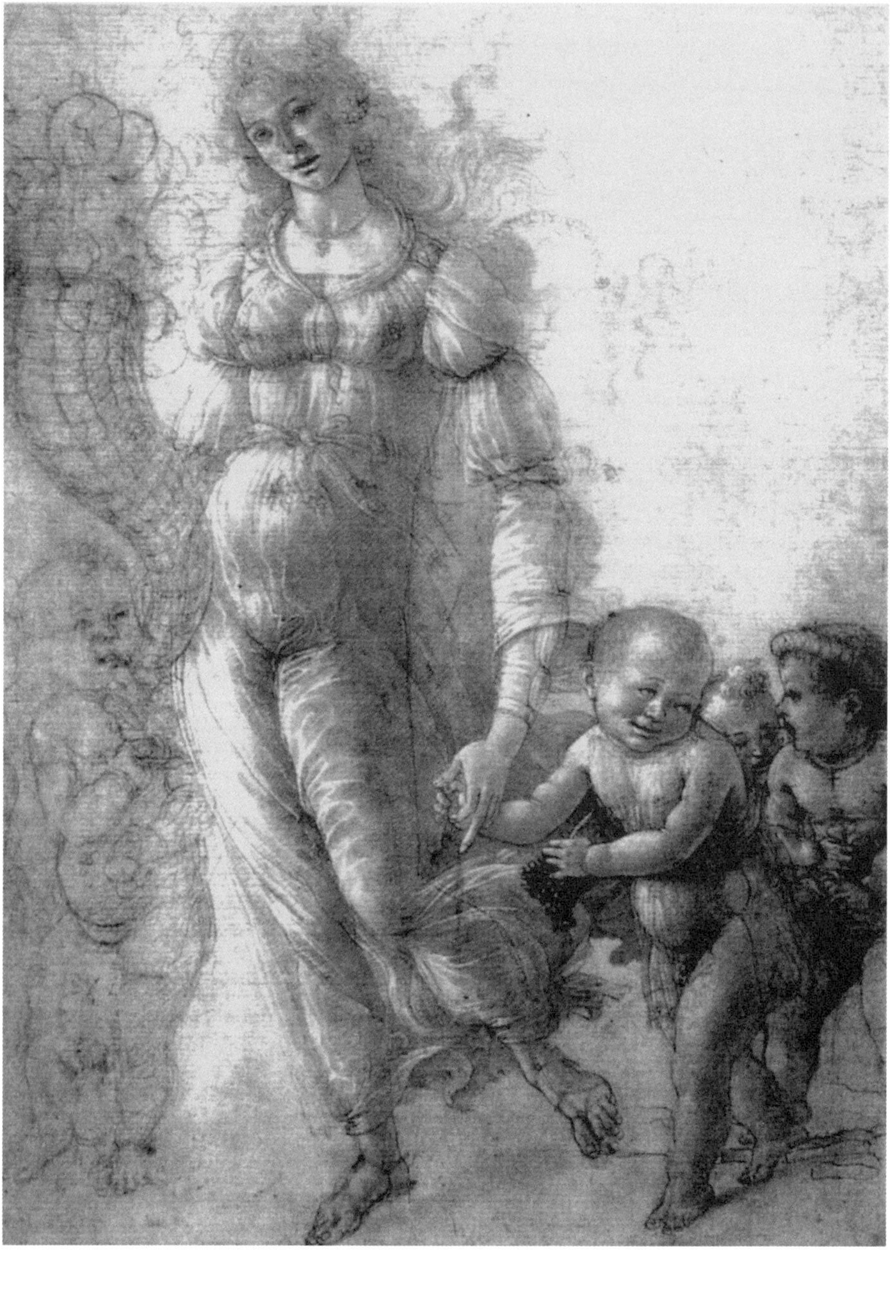

Pulsatilla ist häufig angezeigt bei Menschen,
die durch ihr sanftes Wesen
in der rauhen Wirklichkeit zu viel einstecken und
dadurch ihr wahres Potential
des Mitgefühls nicht recht entwickeln können.

Pulsatilla

Pulsatilla im erlösten Zustand

Als Anemone drei Jahre alt war, brachte der würdige Vater Pulsatillon seine Tochter zu einer Einsiedelei der Bruderschaft. Groß war die Freude der Brüder, den aufrichtigen, sanftmütigen und mildherzigen Anemonenmeister wieder zu sehen. „Ich bringe dir meine Tochter“, sagte er zu Bruder Nemonis, dem Klausen-Abt, „um sie in die Geheimnisse der Anemonenschwesternschaft einzuweisen.“ Dessen Augen füllten sich mit seltsam freudigem Licht, als ob sie sagen wollten: „Bruder, für diese Ehre werde ich dir ewig dankbar sein.“ Zu Pulsatillon sagte er: „Ich werde sie bis zum 12. Lebensjahr hier bei uns behalten und dann in die Hände unserer Schwester Soranemone im Nachbardorf geben.“
Anemones Einweihung begann schon am gleichen Abend. Zuerst wurde sie in Rosenwasser gebadet. Anschließend wurden ihre langen, goldgelben Locken mit duftenden Kräuterölen gekämmt und hochgesteckt, ihr Körper mit 24 Vergiß-mein-nicht-Ölen einmassiert. Jedes enthielt eine Note der 24er Notenskala. Dermaßen vorbereitet wurde die wunderschöne Anemonen-Prinzessin in gold-violettem Gewand in den Hof getragen. Der Vollmond schaute mild auf sie herunter, und sie erlebte in ihrem Herzen das Licht in drei Spalten. Eine Liebe für die Natur überflutete sie, und Tränen der Dankbarkeit liefen über ihre goldigen Wangen.
Gleich am nächsten Tag fing ihre Schulung an. Bei Wind und Regen, Sturm und Gewitter, Sonne und Mond wurde fortan der kleinen Anemone das Empfinden für die dreifaltige Flamme in ihrem Herzen nähergebracht, und ihre Liebe für die Natur wuchs unaufhörlich.
Pulsatillon verweilte noch eine Zeitlang in der Franemonia-Klause, um den Abschied für seine Tochter so schmerzlos wie möglich zu gestalten.
Am Tag seiner Rückreise verabschiedete sich ihr Vater mit den Worten: „Ich segne dich, meine liebste Anemone. Mögen die Engel dir die Kraft geben, jeden Sturm, jede Gewalt mit höchster Anmut abwehren zu können.“ Er umarmte sie noch einmal herzlich und verließ sie dann. Die einsame Anemone lag in ihrem Bett. Langsam versiegten die Tränen, und sie sah kurz darauf eine Reihe von kleinen Wesen auf ihrem Bett tanzen, die sie an die Hand nahmen und küßten.
So verbrachte sie in der Einsiedelei neun Jahre harter Schulung. Jeden Abend jedoch kamen die kleinen Wesen an ihr Bett und erfreuten ihr Kinderherz.

Als sie dann wie versprochen zu den Schwestern in das Nachbardorf kam, war sie zu einem zierlichen, graziösen, aber kräftigen Mädchen herangewachsen. Hier wurden ihre Fähigkeiten und die Liebe zur Natur weitere neun Jahre lang geschult, und sie lernte, sich im Tanz, Gesang und in der Malerei auszudrücken.

Die Herkunft von Pulsatilla

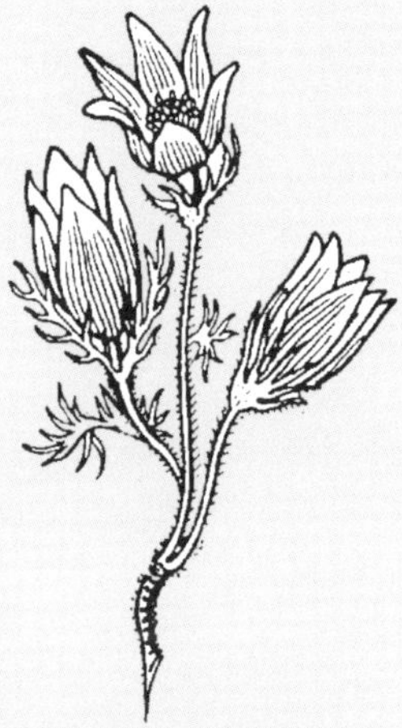

Es gibt eine ganze Reihe verschiedener Pulsatilla-Pflanzen: von der Alpen-, Schwefel- und Frühlingsanemone bis zur Stern-, gewöhnlichen –, Wiesen- und Kuhschelle bzw. Kü(h)chenschelle. Unsere kleine Anemone ist die Wiesenküchenschelle oder Pulsatilla pratensis (latein: pratum = Wiese), da sie die Wiesen (auch in Wäldern) bevorzugt, um sich dort anzusiedeln. Dies zeigt uns die mächtige Charaktereigenschaft von Pulsatilla: In ihrer liebenswürdigen Milde, Sanftheit und unendlichen Barmherzigkeit, ist sie bereit, sich allen Gewalten der Welt auszusetzen. Sie heißt auch Pulsatilla nigricans, weil die Blüten so dunkel-violett werden können, daß sie wie schwarz aussehen. Diese Pflanze ist selbst an den dunkelsten Standorten zu finden, um den am tiefsten Gefallenen unerschrocken den Weg zur Freiheit zu weisen. Das bescheidene Mägdlein Anemone pratensis hingegen steht, vom Winde verweht und allen trostspendend, auf sonnigen, sandigen Almen. Das Luftelement (Atem) trägt seine geliebte Tochter Anemone kraftvoll. Ebenso wird ein Pulsatilla-Mensch ohne die Zufuhr von frischer Luft und Wind todkrank. Kalte (kühle), erfrischende Luft vermag ihn aus dem tiefsten seelischen oder körperlichen Abgrund zu erlösen.

Im Englischen heißt Pulsatilla auch „Pasqueflower", vom Französischen „Pâque" = Ostern. Auch wenn eine noch so große Herausforderung sie fast am Boden zerdrückt, steht sie am Ende doch wieder gerade und kräftig da. Eine ähnlich subtile Bedeutung ist in ihrer alten französischen Bezeichnung „Passefleur" versteckt. Sie übertrifft sich selbst, wenn es um die Sache geht.

Pulsatilla kehrt in die trügerische Welt zurück

Mit 21 Jahren verließ Anemone das hochgelegene Gebirgsdorf und kehrte zurück zu den Almen ihres Vaters am Fuße der Berge. Sie übernahm den Hof, den ihr Vater zurückgelassen hatte und wo die Kühe auf der saftigen Wiese weideten. Gebirgsbäche murmelten ihr Lied durch das Land und brachten den Segen der Berge zu Mensch und Tier. Die Sopranstimme Anemones erfüllte die Gegend mit dem Gesang der Vögel, der Luft und des Wassers. Bald erfuhr sie jedoch über die Nachbarsleute von ihrem kleinen Bruder Pulsatillus, der, schutzlos durch die fehlenden Eltern, in die falschen Hände einer zweifelhaften Organisation geraten war. Sie beschloß sofort, ihn zu suchen, schnallte sich ihren Gürtel um und legte die Führung des Hofes in die Hände ihrer treuen Helfer und machte sich auf den Weg.

„Diese Wohltätigkeitsschwindler, denen werde ich eine Lektion erteilen!“ sagte Anemone zu sich selbst.

Der Nachrichtendienst dieser Organisation leitete die Meldung schnell weiter, daß die Schwester von Pulsatillus auf dem Weg zu ihnen sei. Es folgte eine Krisensitzung der sieben Mächtigen dieses Geheimbundes, um zu planen, wie sie Anemone am besten außer Gefecht setzen könnten.

„Sie ist gefährlich“, sagte das alte Oberhaupt. „Wir dürfen sie nicht unterschätzen. Sie ist eigentlich unbesiegbar. Nur der Tod kann sie außer Gefecht setzen. Wir werden aber unseren Grundsatz: niemals zu töten, auch bei dem schwersten Schlag gegen uns nicht aufgeben. Wir brauchen nur gute Ideen!“

„Ich schlage vor“, sagte der Pragmatiker unter ihnen, „wir sollten ihr erstmal ihren Bruder freigeben. Aber dann verwickeln wir sie in eine Angelegenheit, die sie nicht im entferntesten mit uns in Verbindung bringt.“

„Sind nicht selbst die Größten dem Eros zum Opfer gefallen?“ fragte der dritte.

„Möchten Sie vielleicht selber den Adonis spielen, mein verehrter Bruder?“ lächelte ein anderer.

„Ich finde die Idee gar nicht so schlecht“, sagte der nächste, „bloß, es muß so inszeniert werden, als ob alles rein zufällig geschehe.“

Der sechste fügte hinzu: „Unser Adonis sollte aber lieber ahnungslos in die Affäre hineinkommen. Sie ist zu feinfühlig und würde einen Betrug sofort durchschauen.“

„Ich werde alles wie gewünscht in die Wege leiten“, sagte der siebte.

Pratonius sah wie ein griechischer Gott aus. Seine Größe erhob sich etwas über den Durchschnitt seiner Kameraden, der Teint war hell-bronzen, die Locken leuchtend-golden, sein Körper glänzte geschmeidig-weich.
Als er an dem schicksalshaften Tag aus dem Haus ging, kam ihm ein Mann im weißen Gewand entgegen und flüsterte ihm zu: „Heute ist es soweit.“ Bevor Pratonius reagieren konnte, war er schon im Getümmel verschwunden.
Ein paar Schritte später hörte er die Worte: „Liebe ist das Höchste!“ Als er sich umdrehte, flüsterte wieder jemand: „Ihr Begnadeter!“ Pratonius, völlig verwirrt, machte sich schnell auf zu seinen Pferden auf der Wiese und rief seinen Achtzehn-Zoll-Araber zu sich. Voller Freude umarmte er ihn und liebkoste ihn mit seinem Kopf. Auf einmal spürte er ein Prickeln an seinem Rücken. Als er sich umdrehte, konnte er seinen Augen nicht trauen. Es stand ein Gnom vor ihm und fragte: „Oh, guter Mann, warum bist du nur so schwer von Begriff?“ „Was soll ich begreifen, wenn ich gar nicht weiß, worum es geht?“ erwiderte Pratonius sanft.
„Der Himmel hat deinen Herzensruf, den Großen dienlich sein zu dürfen, gehört. Ein armes Pulsatilla-Mädchen sucht ihren verlorenen Bruder. Sie heißt Anemone. Du sollst ihr ihren Bruder wiederbringen“, sagte der Gnom.
„Und wie soll ich ihn finden, geschweige denn sie?“ fragte Pratonius aufgebracht.
Gleich wieder besänftigt, hörte er die rätselhaften Worte des Gnoms: „Wenn der Mond über den Hügel des Tauben-Adlers streift, wird es in der Mulde heiß.“
„Machen sie keine Scherze“, tapste Pratonius liebevoll den Gnom auf die Schulter.
„Ernster war ich noch nie. Gehe zum Gasthaus Morgenstern im Nachbarort Sonnentau und such dir dort eine Herberge. Weitere Anweisungen wirst du dort erhalten.“ Dann verschwand der Gnom. Merkwürdig, dachte Pratonius und wollte alles als einen schönen Traum abschütteln, aber dann dachte er an die Not von Pulsatilla. Entschlossen lenkte er sein Pferd gen Sonnentau. In seinem Zimmer legte er sich aufs Bett, um die rätselhaften Ereignisse der letzten Tage genauer zu betrachten. Sein im Zimmer umherschweifender Blick stoppte plötzlich an einer Mauerspalte, aus der etwas Weißes herauslugte. Er berührte es und zog einen Briefumschlag heraus. Innen stand nur: „Geh heute Abend um 9 Uhr den Pfad hinter dem Gasthof hoch.“ Pratonius nahm ein frühes und leichtes Abendmahl zu sich. Eine mit Rohkost belegte Baguettescheibe zu

einem in Butter gebratenen Fisch. Eine Holunderlimonade rundete das Mahl ab. Er fühlte sich nun gestärkt und machte sich im Dunkeln auf den Weg.

Inzwischen war Anemone auf der Suche nach ihrem verlorenen Bruder durch Wiesen und Wälder auf einen schmalen Pfad gelangt. An einer Biegung prallte sie unverhofft mit einer Gestalt zusammen. Sie kämpften verzweifelt miteinander, bis die Gestalt plötzlich die Weichheit ihres Rivalen spürte. Als er genauer hinschaute, merkte Pratonius, daß er mit einer wunderschönen Frau gekämpft hatte, vor deren Schönheit er wie gefesselt innehielt.
Wieder bei Sinnen ließ er Anemone los, half ihr auf die Beine und entschuldigte sich vielmals für sein unfeines Benehmen.
Da die Zeit drängte, steuerten Anemone und Pratonius zügig auf den Hügel zu, und als sie dessen Gipfel erreichten, schien vor ihnen wie aus dem Nichts der Wald in Flammen aufzugehen. Sie rannten nun noch schneller. Als sie den Rand der Mulde erreicht hatten, sahen sie, wie zwei Männer Pulsatillus gepackt hatten und ihn ins Feuer zerren wollten. Mit einem Sprung war Pratonius bei ihnen. Groß und stark wie er war, warf er einen der Männer mit Leichtigkeit, aber mit aller Wucht, ins Gebüsch. Den anderen hielt er fest. Seine Überlegenheit war so groß, daß die beiden Taugenichtse nur den Wunsch hatten, weit wegzurennen. Das taten sie auch, als Pratonius sie entließ. So war die Verschwörung der Organisation fehlgeschlagen.
Anemone hatte ihren Bruder schon fest an sich gedrückt. Sie weinte und lachte und küßte ihn. Voller Dankbarkeit wandte sie sich an Pratonius und gab ihm ihre Hand. Er beugte sich leicht und lächelte sie an. Auf dem Rückweg zum Dorf erzählten sich Pratonius und Anemone die Begebenheiten von Anfang an, dann lachten sie beide. Welch wunderbare Fügung war ihnen widerfahren, und sie verspürten eine tiefe Zuneigung füreinander!
Zurück auf dem Anwesen Anemones verabschiedete sich Pratonius nach ein paar Tagen und ritt zurück zu seinem Hof. Anemone nahm die Führung des Hofes wieder auf und mit Hilfe der geliebten Naturelemente brachte sie viel Freude und Harmonie in das Hofleben. Die Tage flossen ineinander, und es war das reinste Glück, das die beiden Geschwister füreinander empfanden. Aber abends, wenn sie bei untergehender Sonne zum Hof zurückritt, überfiel sie eine tiefe Traurigkeit, als ob ihr etwas Wesentliches fehlte. Diese Traurigkeit verging wieder in der Verrichtung der abendlichen Pflichten, aber ganz verließ sie sie des Abends nicht mehr.

Auch der Schlaf wollte nicht mehr so leicht kommen, sie war zu verspannt. Nur wenn draußen der Regen, Wind oder Sturm peitschte, schlief sie ruhig und entspannt ein. Nachts träumte sie von wunderschönen Landschaften voller Feen und Zwerge. Oft kam Pratonius in diesen Träumen auf seinem Araberhengst vorbeigeritten. Sie tanzten, hatten sich lieb und schwebten hoch zu den Sternen empor. Morgens weinte sie dann im Bett, wenn sie merkte, daß der Traum gar nicht wahr war.

Eines Morgens, als sie von einem Traum aufwachte, in dem sie mit Pratonius vermählt wurde, konnte sie sich nicht zurückhalten, laut vor sich hin zu lachen. Beim Frühstück brach sie zum Erstaunen des Bruders immer wieder in Lachen aus. Auf den Feldern setzte sie sich in die leichte Brise, rief den Windgeist und bat ihn, ihre Botschaft der Liebe zu Pratonius zu bringen. Sie wünschte ihn wiederzusehen. Abends war sie ganz mit sich selbst beschäftigt und hörte nicht zu, als Pulsatillus ihr wieder einmal von seiner Zeit in der heuchlerischen Organisation erzählen wollte. Anemone hatte sonst immer großes Interesse gezeigt und über Wege und Möglichkeiten nachgedacht, den dort Gefangenen zu helfen, jedoch nichts getan. Der große Geist war zu sehr verliebt, um sich ernsthaft um andere Sorgen zu machen. An diesem Abend hörte sie noch halbherziger zu und nickte nur abwesend mit dem Kopf zur Enttäuschung von Pulsatillus.

Anemone folgt ihrem Liebesimpuls

Am nächsten Morgen stieg sie auf ihr Pferd und verabschiedete sich von ihrem Bruder. Sie hatte die Botschaft erhalten, daß Pratonius auf dem Weg zu ihr war, und wollte ihm entgegenreiten. Pulsatillus rief ihr nach: „Meine hochgeschätzte und geliebte Schwester. Vergiß deine Schwestern und Brüder nicht. Achtzehn Jahre lang bist du für diese Aufgabe trainiert worden."

Anemone drehte sich um. Mit leuchtendem Gesicht rief sie überschwenglich: „Ich trage sie doch alle im Herzen, liebster Bruder", und ritt weg in die Ferne. Aus der Ferne sah Anemone Pratonius auf sich zureiten. Ihr Kindergesicht strahlte, und in vollem Galopp preschte sie auf ihn zu. Tränen flossen wie ein Bach über ihr Gesicht, und lachend warf sie sich um seinen Hals. Pratonius tanzte einige Umdrehungen mit ihr und setzte sie sanft und liebevoll auf dem Boden ab. Dann machten sie sich auf dem Heimweg zu der Familie von Pratonius. Sie hatten einander so viel zu erzählen, Anemone war im siebten

Himmel. Dort waren sie alle so lieb zu ihr. Die Schwestern und seine Tanten nahmen sich ihrer an, bürsteten ihre Haare, schnitten und lackierten ihre Nägel, kleideten sie mit den schönsten Gewändern und schmückten sie abschließend mit Blumen. Manchmal dachte Anemone mit Wehmut an die Zeit in der Einsiedelei zurück. Was waren das für harte Zeiten gewesen, karge Zeiten. Wozu das Ganze? Verlorene Zeit. Das Leben war jetzt so schön!
Die Zwei machten große Wanderungen durch ihre geliebten Wiesen und Wälder, die Sonne lächelte auf sie herunter. Die kühle Brise wehte ihre süße Melodie für ihren Liebling Anemone. Die Vögel setzten sich auf ihre Schultern und zwitscherten ihr Botschaften von alten Freunden zu. Dann war sie doch froh über die Jahre, in denen sie diese Freundschaften gewonnen und gepflegt hatte. Mittags verzehrten sie die köstlich belegten Brote, die mit so viel Liebe von den Schwestern zubereitet waren. Lockeres, helles Brot mit einer cremigen Kräuterpastete verfeinert, mit einem Hauch Himbeeressig und gebratenem Schafskäse. Sie tranken reichlich vom frischen Bachwasser und schlenderten Arm in Arm durch die Gegend. Anemone streichelte und küßte ihren Pratonius wieder und wieder, so glücklich war sie.
Abends wenn sie nach Hause kamen, erwartete sie immer eine Festmahlzeit. Heute gab es als Vorspeise dicke Scheiben Auberginen, langsam in Olivenöl knusprig gebraten. Innen so weich und saftig, daß Anemones Herz schmolz. Dazu gab es einen Sorbet aus den feinsten Granatäpfeln, abgerundet durch das Aroma von Flieder und Orangenschalen. Frisches Brot, heiß aus dem Ofen, triefte von geschmolzener Butter. Beim Reinbeißen floß die Butter überall herunter, und Anemone schleckte genußvoll die Finger ab. Kichererbsen, geschmort mit Lammhack in Tomaten und Salbei, rundeten die Mahlzeit ab, dazu ein himmlisch duftendes rosa-oranges Couscous. Das Dessert jedoch war die Krönung: ein besonderer Tortenteig mit gemahlenen Nüssen und dicht mit verschiedenen Früchten belegt, im Ofen gebacken. Mit geschlagener Sahne wurde die Obsttorte heiß verzehrt. Jeder Biß erfüllte Anemone mit immer seligeren Glücksgefühlen, so daß sie Pratonius ewig hätte umarmen und küssen können.
Danach neckten sie sich und lachten wie Kinder bis spät in die Nacht. Noch ganz aufgewühlt lag sie in Pratonius Armen und flüsterte mit ihm fast die ganze Nacht hindurch.

Neid kommt auf

Doch eines Tages sollte auch Anemone versuchen, eine der Köstlichkeiten zu kochen. Aber es wollte ihr nicht recht gelingen, obwohl alle sie so liebevoll anschauten. Sie versicherten ihr, daß es nichts ausmache, alles sei nur Spaß. Anemone lächelte etwas verlegen, und auf einmal spürte sie Neid in sich aufsteigen. Wie geschickt sie alle sind, und sie selbst konnte nichts zustandebringen! Ein paar Tage später sah sie eine glückliche Mutter, die ihr Kind mit großer Hingabe fütterte. Eine unbändige Eifersucht packte sie. Sie wollte all die Liebe für sich haben. An jenem Abend schmeckte das Essen nicht mehr so herrlich. Um den Geschmack dennoch zu erleben, aß sie immer mehr, spürte aber keine Sättigung.

Das Herumtollen nach dem Essen war immer so fröhlich gewesen, aber nun spürte sie eine unerklärliche Abneigung gegen diese unwichtigen Dinge. In der Nacht wollte sie zum ersten Mal früh schlafen gehen, aber der Schlaf kam nicht, und es wurde ihr übel. Es wurde immer schlimmer. In ihrer Not ging sie an die frische Luft und rief die erfrischende Brise zu Hilfe. Diese kam auch und streichelte sie sanft, bis sie sich wieder wohler fühlte. Am nächsten Morgen war sie nicht mehr so fröhlich wie sonst und hatte keinen Appetit. Alle möglichen Emotionen suchten sie wechselnd heim, so daß sie bald traurig, dann wieder lachend und durch die kleinsten Störungen gereizt war.

Symptomenkomplex von Pulsatilla

- *Folgen von starken Emotionen wie Kränkung, Kummer, aber auch übermäßige Freude.*
- *Naßwerden, vor allem der Füße, und gleichzeitiger Genuß von reichlichem Essen bringt Kummer mit sich.*
- *Der Körper wird so heiß, daß er sich regelrecht wie ein Ofen anfühlt.*
- *Der Mund ist trocken, schlechter Geschmack mit Durstlosigkeit.*
- *Der Durst kommt später im Lauf der Krankheit auf kleine Mengen Kaltes und Erfrischendes.*
- *Das Gesicht soll immer wieder abgekühlt werden, und sie will frische Luft haben.*
- *Trotz heißem Körper will sie zugedeckt sein.*
- *Der Appetit bleibt über längere Zeit aus. Später in der Genesung hat sie Verlangen nach Erfrischendem, Süß-Säuerlichem (z. B. Obst).*
- *Es ist ihr oft zum Weinen zumute.*

An einem außergewöhnlich heißen Tag spielte sie ausgiebig im Wasser. Abends genoß sie überglücklich und überschwenglich das Mahl im Übermaß. Am nächsten Morgen jedoch wachte sie mit einem üblen Kopfdruck auf, ihr Körper brannte, und sie hatte einen pappig-bitteren Geschmack im Mund. Der Mund wurde immer trockener, aber sie verspürte keinen Durst oder Appetit. Pratonius kam und hielt ihre Hand, aber sie lag nur völlig apathisch da. Zunächst wollte sie alle Fenster geöffnet haben, aber der Kopfdruck stieg

weiter. Dann verlangte sie einen kalten Waschlappen und legte ihn auf ihr Gesicht. Wurde er ihr zu warm, sollte er im kalten Wasser ausgewrungen und gleich wieder auf das Gesicht gelegt werden. Sie selbst hatte keine Kraft und Lust mehr, ihre geliebten Freunde draußen in der Natur um Hilfe zu rufen. Gegen Nachmittag war der Kopfschmerz fast nicht mehr auszuhalten. Sie hätte laut heulen können, aber dazu war sie nun auch zu schwach. Sie spürte jetzt Durst und wollte eiskaltes Wasser trinken, jedoch immer nur schluckweise. Als ihr ein kalter Zitronen-Kräuter-Trunk gereicht wurde, trank sie ihn schluckweise und fühlte sich anschließend wohler.
Aber spätabends ging es ihr doch wieder schlechter, und nun kam auch Fieber hinzu, das unaufhörlich stieg. Jetzt konnte ihr nichts mehr helfen. Irgendwann, völlig entmutigt und erschöpft, betete sie stundenlang und fiel dann in einen tiefen erholsamen Schlaf.

Bald war sie wieder gesund und die Alte, und sie vergaß die Krankheit. Aber immer wieder wurde sie von neuem Unwohlsein heimgesucht, und immer wieder halfen ihr die Naturfreunde oder das Beten.

Erfüllung durch ein hingebungsvolles Leben finden

Als sie eines Tages ein krankes Kind pflegen wollte, spürte sie ein sorgenvolles Unbehagen in sich, verbunden mit großer Traurigkeit. Tiefes Selbstmitleid erfüllte sie, und sie mußte weinen. Ihr großer Trost war Pratonius, der aber langsam nicht mehr verstand, was mit seiner Anemone vor sich ging. Sie holte sich Zuspruch und Liebe, wo sie nur konnte. Dabei hatte sie gute, schlechte und mittelmäßige Zeiten. Dies unterlag aber nicht mehr ihrer Kontrolle, denn sie kamen und gingen, wie sie wollten. Nur die langen sorglosen Ausflüge und das innige Zusammensein mit Pratonius brachten ihr tiefe Seelenruhe.
In ruhigen Minuten jedoch nagte ein Unbehagen in ihr; sie hatte das Gefühl, wichtige Pflichten müßten getan werden. Aber welche? Sie versuchte, krampfhaft an dem Glück, das sie gefunden hatte, festzuhalten. Wie sollte sie gleichzeitig ihre Selbstsucht und die großen Pflichten erfüllen?
Die trügerische Welt hat den Verstand auch dieses Engels genommen. In der Nacht nach einem besonders tollen Fest kam der Feuerengel im Traum zu ihr. Auf einmal verwandelte er sich in einen strengen, unliebsamen Drachen. „Anemone“, drohte er, „hier nimm dein Kind und pflege es!“ Anemone nahm das Kind und erschrak. Es sah so häßlich aus. Sie könnte so etwas Hassens-

wertes nicht lieben. Man kann nur etwas Schönes, Liebes liebhaben. Sie wachte auf und fühlte sich ganz verlassen und einsam. Der ganze Körper fühlte sich heiß an, und es war ihr zum Jammern zumute.

In sich versunken ging sie nach draußen. Plötzlich stand ihr Bruder vor ihr. Er sah sie mit so viel Liebe und Mitgefühl an, daß sie anfing, unkontrolliert zu weinen, auch konnte sie ihn lange Minuten nicht mehr loslassen. Er wischte ihr die Tränen vom Gesicht und sagte: „Komm, liebe Schwester, wir haben viel zu tun. Verabschiede dich einstweilen von Pratonius, und dann überlegt euch nüchtern, wie ihr euer Leben weiter gestalten wollt."
Noch am selben Tag kehrten sie zusammen zum Hof zurück. Anemone war fest entschlossen, alle Brüder und Schwestern aus den Klauen der Organisation, die so über ihren vermeintlichen Sieg triumphiert hatte, zu befreien. „Unser Hof soll die Rehabilitations- und Schulungsstelle für all die verlorenen Seelen werden, bis sie zurück ins Leben gefunden haben. Danach können sie dann echte Barmherzigkeit in die Elendsviertel dieser Welt bringen."
Sie ging oft allein nachts zu den Häusern der falschen Bruderschaft, um die verlorenen Seelen zu finden, und nahm Legionen von unsichtbaren Helfern mit. Oft gab es Begegnungen mit rauhen und gefährlichen Burschen, aber Anemone strahlte eine derartige Würde und Majestät aus, daß sie ihr Ziel immer unbeschadet erreichte, wobei ihr in Extremfällen auch ihre unsichtbaren Helfer aus dem Naturreich hilfreich zur Seite standen. Ihr wahrer Wunsch war die Erdung dieser Verlorenen, und durch ihre strahlende Gegenwart drängte ein Bewußtsein des Selbstwertgefühls in sie hinein und stabilisierte die Kinder. Nach einer Weile gesellte sich auch Pratonius wieder zu ihr, und er verstand durch ihr Beispiel, daß hingebungsvolles Leben wirkliche Freude und Seelenfrieden bereitet. So führten sie eine glückliche Ehe, und er half mit großem Einsatz den Kindern, selbständig und erwachsen zu werden.

Arzneimittelbild von Pulsatilla

Wenn wir uns das Bild der Pflanze vor Augen halten, wie sie wächst und aussieht, können wir auffällige Parallelen zu dem Grundwesen des Pulsatilla-Menschen entdecken: Die Pflanze wächst in Grüppchen; Pulsatilla sucht die Gesellschaft und fürchtet sich vor dem Alleinsein. Die Pflanze wächst auf trockenem, sandigem Boden; Pulsatilla hat kaum Durst. Die Pflanze braucht nur wenig Wasser und hat einen Widerwillen gegen Regen; Pulsatilla verträgt es nicht, naß zu werden. Die Pflanze wächst und blüht im zeitigen, noch kühlen Frühjahr; Pulsatilla verträgt die Wärme nicht und schätzt die kühle, frische Luft. Die Pflanze ist eine Windblume; Pulsatilla ist wie ein Fähnchen im Wind. Die Pflanze sieht wie ein schüchternes, schamhaftes Mädchen aus; Pulsatilla ist auffallend verlegen, ängstlich und schnell den Tränen nahe. Die Pflanze kennt viele Untergruppen, die alle eine etwas andere Farbe haben; Pulsatilla wechselt auch öfter ihre Farbe, sowohl die geistigen als auch die körperlichen Symptome wechseln ständig.

Pulsatilla ist in ihrem Erscheinungsbild der Inbegriff des sanften, scheuen, nachgiebigen Individuums. Alles an ihr ist rund und weich, der Körper, das Gesicht, die Augen. Der Gesichtsausdruck ist außergewöhnlich mild, engelsgleich und anmutig. Die hellen Haare reichen in langen Wellen bis zum Nacken. Ihre anmutige Seele, die sich durch ihren Gesichtsausdruck zeigt, zieht ihr Gegenüber magisch an.
Auffallend ist ihre langsame, fast phlegmatische Natur. Ihre täglichen Verrichtungen führt sie mit äußerster Ruhe und Gelassenheit durch.

Die Hingabe ist das Prinzip von Pulsatilla

Das Prinzip von Pulsatilla ist die Hingabe. Sie kann sich aber erst hingeben, wenn sie so geworden ist, wie die anderen sie haben wollen. So richtet sie sich stark nach den Wünschen der anderen, denn so hofft sie, angenommen und geliebt zu werden. Ihre größte Angst ist es, die Liebe des Partners, der Eltern oder der Freunde zu verlieren. Aus dieser Angst heraus ist sie bereit, sich selbst zu verleugnen. Bei Auseinandersetzungen nimmt sie vielfach die Schuld auf sich und glaubt, alles falsch gemacht zu haben. Ihr Gemüt ist wie ein Apriltag: himmelhoch jauchzend – zu Tode betrübt; ihre Laune ist wie ein Fähnchen im Wind: schnell beleidigt, einmal weinerlich und dann wieder lachend. Ihre Wankelmütigkeit und Unentschlossenheit können die anderen zur Verzweiflung bringen. In einem Moment will sie dies, kurz danach wieder etwas ganz anderes.
Nur draußen ist ihr Gemüt eher stabil und gut. Und die schlechten Launen verflüchtigen sich wie die Wolken im Wind, wenn Pulsatilla Trost erhält. Sie kann nicht genug davon bekommen, ist fast süchtig danach. Die Tränen sitzen locker, bei geringsten Ereignissen, ob Freude oder Trauer, schießen sie hervor. Ihr sanftes Gemüt ist aber nicht immer ersichtlich. Pulsatilla kann sehr

eifersüchtig und neidisch werden. Vor allem wenn sie die ganze Aufmerksamkeit ihrer Umgebung braucht und sie nicht in ausreichendem Maß erhält, nimmt sie einen völlig in Anspruch.

Pulsatilla ist bekannt für ihre fanatischen, meist religiösen Wahnvorstellungen. Sie ist überzeugt von der Richtigkeit ihrer Einbildungen und meint z. B. auch, daß bestimmte Nahrungsmittel, wie Schweinefleisch, Fett oder Milch, die menschliche Rasse verdorben haben.

Wechselhaftigkeit und Veränderlichkeit spielen auch bei den körperlichen Beschwerden eine große Rolle. Sie kommen und gehen, wechseln von einem Körperteil zum anderen. Obwohl ein Kältegefühl besteht, fühlt sich die kranke Pulsatilla besser im Freien an der frischen Luft. Alles bessert sich draußen: Husten, Kopfweh, Augenschmerzen, Ohrenschmerzen, Zahnweh, Heuschnupfen, Wehen, Ischias usw.
Hitze und warme Räume verschlimmern dagegen erheblich den Zustand. Warmes Wetter macht Pulsatilla lust- und leblos, sie hängt nur herum, ist gereizt. Auch Temperaturveränderungen von warm nach kalt verträgt sie nicht. Zu starke Abkühlung bei warmem Wetter kann akute Ohrenschmerzen, Erkältung und Durchfall auslösen. Durchfall und Kopfschmerzen nach dem Essen von Eiscreme bei heißem Wetter beruhen auf demselben Prinzip und kommen bei Pulsatilla-Kindern häufig vor.
Auffallend ist die extreme Durstlosigkeit trotz trockenem Mund. Selbst bei Fieber wird kaum etwas getrunken, zumindest nicht am Anfang. Wenn die Krankheit sich dann richtig entwickelt, hat Pulsatilla Durst auf Kaltes in kleinen Mengen.
Pulsatilla ißt gern und gut. Es besteht jedoch eine Unverträglichkeit auf fette Speisen, Schweinefleisch, Schwarzbrot, Karotten, Hülsenfrüchte, Gebäck mit Schlagrahm und Früchte, außer Zitrusfrüchte. Ein Pulsatilla-Kind mag gerne Zitronen essen!

Wichtigste Pulsatilla-Symptome

- Sehr mildherzige, liebevolle Menschen, die mit der rohen Gewalt des Lebens nicht zurechtkommen. Sie haben Angst vor ihr und beugen sich ihr deshalb.
- Sobald die Gefahr vorüber ist, richtet sich ein Pulsatilla-Mensch gleich wieder auf und versucht von neuem sein Glück zu finden.
- Sitzt die Krankheit fest in ihr, dann hat sie ängstliche Träume, in denen sie wimmern und weinen kann. Sie sucht Trost bei Schutzpersonen.
- Wenn sie als Liebende uneinsichtig ist und das Glück geschmälert wird (durch Verbot), dann kann sie sehr zornig werden und sogar toben, oder wenn das Verbot gar zu stark ist, dann weint sie herzzerreißend.
- Sie sucht viel Nähe, streichelt und küßt gerne, umgekehrt möchte sie aber auch selbst öfters in den Arm genommen werden.
- Ein tiefes Mißtrauen steckt in ihr, schlecht behandelt bzw. betrogen zu werden. Deswegen ist Heirat auch ein heikles Thema für sie, auch wenn sie sehnlichst Nähe und Liebe sucht.
- Es kann so weit gehen, daß sie näheren Kontakt mit dem anderen Geschlecht meidet, um nicht in das Trügerische hinuntergezogen zu werden.
- Sie hat ein starkes Pflichtgefühl, aber die Freude am Genuß steht oft im Vordergrund. Die Pflicht kommt vor dem Genuß. Dann überfällt sie eine Unruhe, und es fehlt ihr die Lust, die Arbeit anzugehen.
- Frische Luft und Bewegung bringt wieder Ruhe, aber bald ist der Tag um, und erst macht sie ihr Unvermögen zu arbeiten traurig und später abends ist sie schlecht gelaunt.
- Nachts betet sie dann stundenlang um Hilfe.
- Muß sie stark auftreten, wird ihre Miene ganz kalt und distanziert.
- Sie möchte alles Schöne besitzen, und wenn sie es nicht bekommt, dann ist sie tief gekränkt, und das Leben macht keinen Spaß mehr.

Die positive Affirmation für Pulsatilla lautet:
„Das Glück trage ich in meinem Herzen."

In der Geschichte von Silicea geht es um zwei Protagonisten, die jeweils einen anderen Aspekt des Mittels darstellen. Silicea ist bei jedem Individuum, das Schwierigkeiten mit der Verarbeitung und Umsetzung von Kieselsäure hat, angezeigt und verleiht zudem die nötige Festigkeit und Widerstandskraft, um den Herausforderungen des Lebens standzuhalten.

Silicea

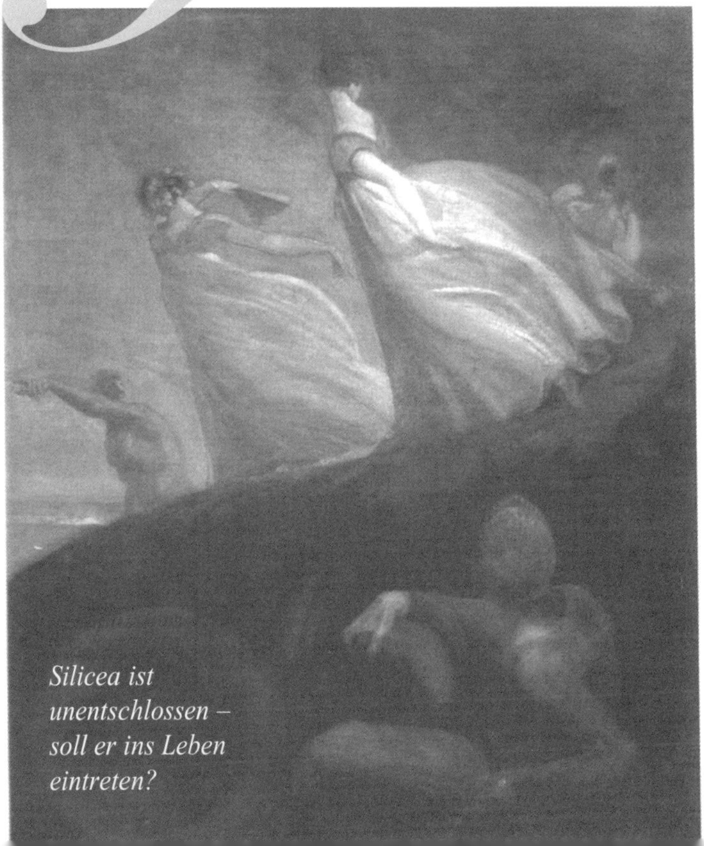

Silicea ist unentschlossen – soll er ins Leben eintreten?

Der Silicea-Typ in der erlösten Form

Silicea ging gemächlich zum Klassenzimmer. Obwohl er leger gekleidet war, sah er trotzdem sehr elegant und fein aus, die große, schlanke, feindrahtige Statur unterstrich seinen vertrauenerweckenden Gesichtsausdruck. Er setzte sich neben einen Klassenkameraden und wechselte ein paar banale Neuigkeiten mit ihm. Der Unterricht begann monoton, karg und lustlos. „Ach Gott!" stöhnte er innerlich, „wie langweilig! Ich bin erst 18 Jahre alt. Wie viele Jahre der Tortur noch? Im besten Fall 6–7 Jahre, im schlimmsten Fall 10–12 oder noch mehr Jahre. Ich würde meine Seele Gott geben, wenn ich jetzt schon mein richtiges Leben führen dürfte!"

Seine Gedanken schweiften ab und gingen zurück in die Kindheit:
Er ist zwei Jahre alt und sieht sich im Sandkasten spielen. Mund, Gesicht, Haare, alles ist über und über mit Sand bedeckt. Ein Schatten fällt über ihn und den Sandkasten, sein Vater steht hinter ihm. „Komm, Silicea! Es ist an der Zeit, daß du lernst, zu arbeiten und dich zu konzentrieren. Ich werde dir dabei helfen."
Silicea erinnert sich weiter, wie er nun von klein an in den folgenden Jahren von seinem Vater auf die verschiedensten Weisen diszipliniert lernte, seine Fähigkeiten und die Konzentration zu schulen. Als erstes wurde er ständig korrigiert, alles präzise auszusprechen. Nicht nur die Artikulation war wichtig, sondern er sollte vor allem die passenden Worte finden. Als der Vater einmal hörte, wie Silicea zur Mutter sagte: „Mumi, Mumi scho", und sie antwortete: „Gleich, mein lieber Sili", wandte er sofort ein: „Was sagt er da?" „Er will seinen Milchschoppen haben." Vater Silicon fand es zwar ganz amüsant, aber er mußte es sofort richtigstellen. „Silicea!" rief er, „das ist deine Mama, und das, was du trinkst, ist ein Milchschoppen." So wurde Silicea schon sehr früh angehalten, in der Welt der Disziplin zu leben. Richtiges Beobachten, Wahrnehmen, Denken und das Wiedergeben des Erfahrenen wurde Inhalt seines alltäglichen Lebens.

Und jetzt an der Schule war alles langweilig für ihn, ohne Struktur und Sinn und Verstand. Keiner redete für ihn verständlich über die Prinzipien und Regeln des Lernstoffes. Es wurde ihm alles nur unzusammenhängend hingeworfen, und er konnte damit nichts anfangen.

Als er gedankenversunken aus dem Klassenzimmer ging, prallte er auf dem Gang mit einem Mädchen zusammen. Mit lautem Knall fiel sie mit ihren Büchern auf den Boden, alles lag verstreut um sie herum. Tausend Bilder rasten gleichzeitig durch Siliceas Kopf:

Nachdem er gelernt hatte, Dinge mit einem Blick zu erfassen und alle Details strukturiert wiederzugeben, hatte der Vater die Schulung mit speziellen Situationen begonnen. Er hatte ihn folgendes gelehrt: „Situationen, die einen selbst und andere Menschen betreffen, sind nicht so unpersönlich wie Gegenstände. Es müssen Entscheidungen getroffen werden, und jede Entscheidung zieht wieder ihre eigenen Konsequenzen nach sich und stellt uns vor die nächste Entscheidung. Wenn wir im ersten Moment drei Möglichkeiten haben, und jede von ihnen wiederum drei, dann haben wir schon in der zweiten Runde drei hoch drei Konsequenzen. Also müssen wir immer das Ziel vor Augen behalten."

Wie Silicea vor lauter Abwägen zu keinem Entschluß kam

Silicea erfaßte die Situation zwar mit einem Blick, stand aber vor schwierigen Entscheidungen: Die Tinte auf dem Fußboden lief schon aus dem Faß. „Wenn ich die Tinte nicht sofort stoppe, dann werden alle Bücher verschmiert, das wäre schade für die Bücher. Würde ich aber damit anfangen, könnte ihr schöner Füller von jemandem zertreten werden. Das würde sie traurig stimmen. Außerdem ist es unhöflich, sich nicht sofort bei dem Mädchen zu entschuldigen und ihr auf die Beine zu helfen. Aber vielleicht ist sie in einem leichten Schockzustand, und sie gleich auf die Beine hochzuziehen, kann ungünstig für ihren Kreislauf sein."

Silicea vermag Situationen augenblicklich zu erfassen

Er schaffte es dennoch, in einem Bruchteil von einer Sekunde das Tintenfaß zu richten, ein Taschentuch auf die ausgelaufene Tinte zu legen, die Bücher wegzuschieben und den Füller in Sicherheit zu bringen und gleichzeitig eine Entschuldigung zu stammeln. Dann stand er unentschlossen und schlacksig da und wußte nicht, ob er sie zum Aufhelfen anfassen sollte oder ob das vermessen wäre.

Sie guckte ihm direkt in die Augen und fragte ihn unschuldig: „Hilfst du umgestoßenen Mädchen nicht auf die Beine?"

„Ach, wissen Sie, weißt du, ich wußte nicht, ich war nicht sicher. Nein, ich bin sicher!" Silicea versuchte heroisch, die Situation zu retten.

Nochmals schaltete sich blitzschnell eine Szene aus seiner Kindheit ein:

Er war zwölf Jahre alt, und sein Vater Silicon gab ihm weise Ratschläge über die nächste Etappe seines Lebens: „Du hast jetzt vieles gelernt wahrzunehmen und aufzunehmen. Um es aber richtig zu integrieren, mußt du damit handeln und experimentieren. Du mußt dir das Gelernte in den verschiedensten Situationen vorstellen und die vielen Kombinationsmöglichkeiten herausarbeiten. Du wirst aber bald feststellen, daß diese Überlegungen ins Unendliche fortschreiten werden. Deswegen mußt du für dich deine Grundrichtung festlegen, so daß jede Entscheidung der Erfüllung deines Zieles dient. Jedoch muß dein Ziel genau beschrieben sein, und du mußt dich damit glücklich fühlen. Daher reicht es nicht, wenn du es dir nur in der Theorie vorstellst, sondern du mußt im realen Leben experimentieren, um die Feinheiten herauszuarbeiten und Nichtstimmiges und Trügerisches zu beseitigen."
Wie das Schicksal es aber haben wollte, starb sein Vater bald danach, und Silicea war auf sich selbst gestellt.

Wieder mit den Gedanken auf dem Schulflur und bei dem Mädchen, streckte er ihr seine Hand entgegen und wollte ihr hochhelfen. „Auah!" schrie sie, „es tut weh!"
Er faßte sie unter den Armen und zog sie langsam hoch. Terry, das Mädchen, empfand plötzlich so eine Sympathie für ihn, daß sie ihn ganz fest hielt. „Oh Gott!" Silicea geriet fast in Panik, „was mache ich jetzt? Das Mädchen klammert sich so fest an mich!" Sein Geist suchte vergeblich nach Anweisungen für diese Situation.
Terry spürte seine Verlegenheit und schaute ihn schelmisch an, dann küßte sie ihn mit vornehmer Anmut auf die Wange und sagte: „Ach, mein Held, was für eine Ehre, von Ihnen gerettet zu werden!" Als er sie sprachlos ansah, nahm sie ihn an die Hand und sagte: „Komm, gehen wir nach draußen!"
Es drängten wieder viele Gedanken durch seinen Kopf. „Dient es dem Zweck meines Lebens? Könnte dies mein Leben in eine völlig neue Richtung lenken? Ist das eine Prüfung?" Auf einmal spürte er nur noch eine unbändige Lust, einfach zu leben und mit ihr zusammenzusein.

Herkunft von Silicea

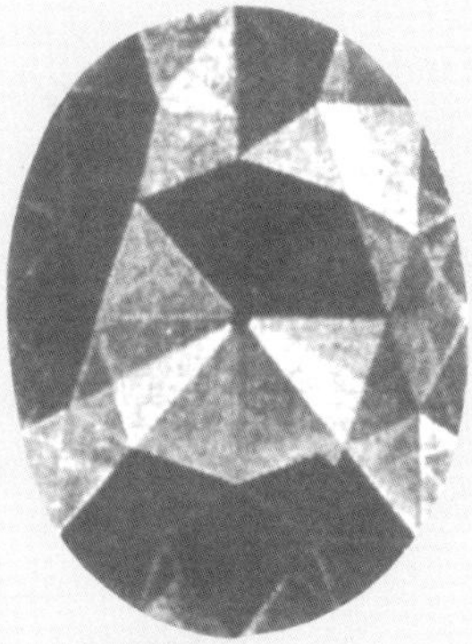

Es wird genauer als Silicea terra (Erdsand) bezeichnet, im Unterschied zu Silicea marina (Seesand). Mengenmäßig ist Silicea, die Kieselsäure, das zweithäufigste Element in der Erdkruste. Es kommt in der Natur vor allem als Quarz und in Form von Silikatverbindungen vor. Zur homöopathischen Verwendung wird die reine Kieselsäure des Bergkristalls verarbeitet.
Kieselsäure ist ein wichtiges Strukturelement für Knorpel, Haut und Bindegewebe. Es spielt auch beim Knochenaufbau eine wichtige Rolle, da es die Quervernetzung der Knochenzellen gewährleistet. So ist Kieselsäure der wichtigste Bestandteil des Stützapparates, d. h., sie hält die Grundsubstanz, die Knochen, zusammen und sorgt über das Bindegewebe für deren Stütze. Ohne Kieselsäure würde ein Körper zusammenbrechen und keine Widerstandskraft aufbauen können.
Auch ein Silicea-Mensch entfaltet die Eigenschaften der Härte dieses Kristalls. Silicea ist wie aus einem Kiesel gehauen, man kann fast sagen gemeißelt. Fein, erhaben und fest. Legt er sich mit seiner Meinung einmal fest, so bleibt seine Entscheidung für immer felsenfest. Deswegen kann er auch bei kleinen Sachen so schwer einen Entschluß fassen, denn er bricht lieber entzwei als jemals aufzugeben. Er verfügt über eine sehr große Widerstandskraft, die Extreme des Lebens haben kaum Wirkung auf ihn. So kann er äußerste Belastungen durchstehen, ohne irgendeine Anstrengungen zu spüren oder Schaden zu nehmen. Danach arbeitet er ungerührt weiter oder geht ganz relaxed auf einen geselligen Abend. Genauso gut kann er auch extreme Temperaturen oder Wetterlagen vertragen. Das einzige, was er nicht verträgt, ist die Dürre des Lebens, dann kann die unnachgiebige Natur seines Wesens sein Herz langsam versteinern.
Ansonsten besitzt er eine große Bereitschaft, alles auszuprobieren und im gewissen Sinne nachgiebig zu sein. Was ihm jedoch nicht paßt oder ihm fremd ist, wird radikal ausgeschaltet bzw. beseitigt oder gemieden.

Wie Silicea lernte, das Leben zu lieben und zu meistern

Silicea hielt die Hand des Mädchens, und die Wärme war ihm sehr behaglich. Sie schlenderten durch Straßen und Gassen und erzählten von sich selbst. Als Terry von den vielen Disziplinen, die er mit seinem Vater durchgearbeitet hatte, hörte, rief sie aus: „Oh, mein armer Sili!“ „So hat mich meine Mutter immer genannt, bis mein Vater meinte, der halbe Name sei nur die halbe Person“, sagte Silicea nachdenklich. „Das Herz ist das halbe Leben“, lachte Terry sprudelnd. „Komm, gehen wir auf den Jahrmarkt!“ und sie rannten wie kleine Kinder davon. Sie lachten und hatten unendlich viel Spaß. Silicea konnte sich kein größeres Glück vorstellen. Danach gingen sie zum Fluß und sprangen übermütig hinein. Terry schoß und drehte sich durch das Wasser wie eine Najade; wo sie auftauchte, war es wie ein Geschenk des Lebens, erfüllt und aufgeladen mit ihrer Lebensenergie. Die Stunden vergingen. Silicea vergaß alle Sorgen, er war Teil eines einzigen Flusses.
„Laufen wir weg!“ sagte Terry auf einmal. „Wie?“ staunte Silicea.
„Verschwinden wir von hier“, lachte Terry. Ihre Lebenslust steckte ihn an. „Und wohin, mein Herz?“ fragte er, ohne nachzudenken. Stumm schaute er sie an, die Worte seines Vaters rasten durch seinen Kopf: „Überlege ganz genau, bevor du irgend etwas tust und sagst!“ Terry nahm seine Hand und sagte liebevoll: „Sei nicht so verlegen, Sili. Dein Herz hat doch gesprochen. Du bist auch mein Herz. Komm, ich zeige dir, was ich vorhabe. Wir fahren jetzt nach Hause, packen je eine kleine Tasche, etwas Warmes, eine gute Jacke, den Paß und am besten Wanderschuhe. Es ist wichtig, sehr gut vorbereitet zu sein.“ Nachdem dies schnell erledigt war, fuhren sie zu einem Privatflughafen. „Was machen wir hier?“ fragte Silicea. „Warte ab, laß dich überraschen.“
Sie ging zu einer Maschine, einem wunderschönen, silber-blauen Flugzeug, streichelte sie ganz stolz und liebevoll und fragte ihn: „Wie gefällt sie dir?“ „Wow, unglaublich!“ staunte Silicea, „gehört die zufällig dir?“ „Komm, steig ein, wir haben Starterlaubnis.“
Sie flogen über die Berge ins Nachbarland. Terry erklärte ihm die Flugtechnik, und in den nächsten Tagen brachte sie ihm das Fliegen bei. „Ok, wir fliegen nun zu einem anderen Flughafen, und du wirst dort auch selber landen.“ „Wunderbar“, sagte Silicea lächelnd. „Du hast ein tolles Auffassungsvermögen, du hast schon alles Wissen integriert. Jetzt mußt du es einfach in die Tat umsetzen“, ermunterte ihn Terry.

[1]Najade = eine Art Nymphe, Wasser-Elementarwesen

Silicea flog die Maschine bilderbuchartig und brachte sie abschließend auch stetig nach unten. Fast unten angekommen, rief er auf einmal: „Die Landebahn ist ja schräg!“ und wollte gleich das Ruder wieder hochreißen. Terry jedoch hielt seinen Arm fest und sagte ruhig: „Betrachte sie, als wäre sie vom hinteren Teil des Flugzeugs aus gesehen gerade; und nun langsam landen.“ Silicea spürte augenblicklich die stählerne Kraft der Entschlossenheit in seinem Rückgrat, und alles weitere passierte wie von einer übernatürlichen Kraft gesteuert. Plötzlich hatte er das Gefühl, was das Leben wirklich bedeutet. Das Leben, das unschätzbare Leben, ein Geschenk! Freude durchflutete ihn. Er hatte einen Sieg des Lebens errungen. Voller Dankbarkeit schaute er Terry an, die ihn stolz anstrahlte. „Ich habe dich so lieb, Terry“, sagte er. Sie lachte und umarmte ihn. Beschwingt verließen sie die Maschine.

Wie das Leben plötzlich zur Herausforderung wurde

Tage und Wochen vergingen, sie lebten unter freiem Himmel, wanderten durch Täler und hoch in die Berge hinein, eroberten einen Gipfel nach dem anderen. In schwierigen Situationen kam Silicea jedesmal diese stützende Kraft zu Hilfe, und er meisterte alles beflügelt. Langsam, aber sicher verselbständigte sich die Kraft. Silicea wußte nicht mehr, ob er sie war oder sie er, aber das Leben war so schön, daß es ihm gleich war.

Unbemerkt schlich sich aber ein Gefühl des Unbesiegbarseins in ihm ein, und er achtete nicht mehr so genau auf seine innere leitende Stimme. Deren grobe Züge nahm er zwar wahr, aber die feinen Nuancen überhörte er. Eines Tages, an einem warmen, sonnigen Tag, ruhten sie sich an einem Berghang aus. Silicea zog seine Jacke aus und legte sie neben sich ins Gras, obwohl eine ganz leise Stimme in ihm sagte: „Packe sie in deinen Rücksack ein!“ Als sie weitergingen, ließ er sie auf dem Hang liegen, durch die Sonne überschwenglich geworden.

Am späten Nachmittag, weit oben in den Bergen, kam eine kühle Brise auf, die sich langsam zu einem kalten Wind steigerte. „Du solltest deine Jacke anziehen“, sagte Terry. Erst dann fiel ihm ein, daß sie noch unten auf der Wiese lag. „Mach dir keine Sorgen, Terry, wir sind unübertrefflich“, beruhigte er sie. „Nein, mein Sili, die Elemente sind nicht zum Spaßen“, erwiderte sie. „Okay, okay, ein schlechter Witz, wir sollten schnell nach unten gehen.“ Bald wuchs sich der Wind zu einem richtigen Schneesturm aus, und in der hereinfallenden Dunkelheit war jeder Schritt äußerst gefährlich. Sie suchten eilends nach

einem Unterschlupf. Aber im Dunkeln war dies nicht so einfach, und es schien ewig zu dauern, bevor sie eine winzige Höhle fanden. Sie klopften sich den Schnee von den Kleidern und kuschelten sich ein, eng aneinander geschmiegt und mit Terrys Jacke bedeckt. Bald darauf schliefen sie Arm in Arm ein.
Kalt und steif wachten sie am nächsten Morgen auf. Es schneite immer noch. Sie tranken den noch lauwarmen Tee in der Thermoskanne und machten sich so schnell wie möglich auf den Weg nach unten. Ab 1800 m hörte es auf zu schneien, und bald nahmen sie die Wärme der Sonne wohlig in sich auf. Wie ein Wunder lag Siliceas Jacke noch am selben Platz. Ohne weitere Vorkommnisse erreichten sie spät abends das Gasthaus.

Die unbeugsame Härte ist Siliceas Schwachpunkt

Das Erlebnis in den Bergen ließ über Terry keinen Schatten fallen. Sie blieb genauso unbeschwert und lebenslustig. In Silicea jedoch verstärkte sich eine gewisse unbeugsame Härte. Er empfand nun alles als eine Herausforderung. Selbstverständlich war er immer noch voller Lebenslust, aber es war, als ob er sich immer bestätigen müßte. Nur unter den härtesten Umständen machte der Sieg richtig Spaß. Aber auch der härteste Bergkristall wird abgeschabt und abgenutzt, wenn er den Elementen ungeschützt ausgeliefert ist.
Auch auf seinen gesunden Instinkt hörte er nun nicht mehr. Gingen sie essen, so bestellte er Kaviar, süße Nachspeisen und Espresso und trank viel Wein. Der gute Silicea mußte alles mit Lebenslust genießen, obwohl er eigentlich kein Bedürfnis danach empfand. Im Grunde genommen sehnte er sich nach etwas Einfachem, Gehaltvollem und Nahrhaftem.

Eines Morgens, nach einem besonders herausfordernden Tag, wachte Silicea mit schwerer Brust auf. Er hustete leicht und fühlte sich nicht ganz gesund. Er raffte sich aber auf, wusch sich und machte weiter, als sei nichts gewesen.
„Solltest du dich nicht schonen, Sili?“ fragte Terry wohlmeinend.
„Ach, eine Kleinigkeit“, erwiderte Silicea. Nach und nach kam ein Schnupfen hinzu, auch der Husten wurde stärker. Die Kräfte ließen nach, und es war ihm leicht kalt. Das Essen schmeckte nicht mehr, und er sah blaß aus. Er mußte immer stärker husten, zu jeder Tages- und Nachtzeit. Warmes tat ihm und dem Husten gut.
Nach dem Tagesausflug am nächsten Tag warf er sich völlig erschöpft auf das Bett und vergaß alles um sich herum. Tief in sich versunken, aber bei vollem Bewußtsein, hatte er das Gefühl, gestorben zu sein. Als er nach ein paar Tagen

von den Toten wieder auferstand, war sein Geist glasklar, als ob alle Ereignisse weggewischt wären. Er fühlte sich entspannt und an Körper und Geist wie neugeboren. Auch spürte er einen richtigen Hunger auf etwas Leichtes und Nahrhaftes. Nach langer Zeit schmeckte ihm das Essen erstmals wieder. Das Gemüse mit etwas Reis war einfach himmlisch. Einige Zeit schonte er sich noch und baute langsam seine Kräfte wieder auf. So lange dauerte es auch, bis der Husten, begleitet von reichlicher Absonderung, sich langsam legte.

Bald war Silicea wieder ganz gesund, und er spürte seit der Krankheit eine neue Qualität in seinem Leben. Er war wieder unbeschwerter geworden, aber mit einem tiefen Wunsch beseelt, von nun an gewissenhaft auf sich selbst aufzupassen. Aber auch eine große Freude war in ihm entstanden beim Gedanken, Terry alles geben zu wollen, was er besaß. „Willst du mich heiraten, Terry?“ fragte er sie deshalb, als sein Herz sich so glücklich fühlte. Terry lächelte: „Die Frage ist vielmehr, ob du mich heiraten willst und ob du weißt, was die Ehe bedeutet – vor allem das Gefühl dafür. Die Weisheit entsteht nicht im Kopf, sondern im Herzen. Ich habe dich sehr lieb, Sili, aber heiraten tue ich dich erst, wenn du das Leben gemeistert hast.“ Silicea sah sie mit großen Augen an. Terry lachte: „Das schaffst du schon, aber du mußt zurück zur Schule gehen und sie beenden, ich natürlich auch. Du mußt genau wissen, was du willst und zielgerichtet deinen Weg beschreiten. Und das mit der gleichen Lebenslust und Freude, wie wir sie zusammen die letzten Wochen erlebt haben. Komm, es ist Zeit zurückzukehren.“
Anfänglich bereitete das Studium Silicea große Kopfschmerzen. Oft strengte es ihn so sehr an, daß er sich abends am liebsten einfach aufs Bett geworfen hätte und eingeschlafen wäre. Aber Terry war seine stete Rettung, sobald sie ihn in den Arm nahm, spürte er die alte Kraft wieder. Von dem vielen Schreiben in der Schule taten ihm die Finger, Schultern und der Nacken weh. Streichelte sie ihn ein paar Mal über die Schultern, verschwand alles wie durch

Symptomenkomplex von Silicea

- *Das Immunsystem ist durch ständige Mißachtung der eigenen Grenzen überstrapaziert.*
- *Mit Beginn der Krankheit schmeckt nichts mehr, bis alles völlig geschmacklos wird.*
- *Wenn der Schnupfen fortschreitet, verliert er auch den Geruchssinn.*
- *Der Husten ist hart und zäh und raubt ihm langsam immer mehr Kraft.*
- *Er wird blaß und verliert Gewicht und wird kälteempfindlich.*
- *Kälte in jeder Form verschlimmert den Husten.*
- *Wärme und warme Sachen bessern.*
- *Die Absonderungen sind sehr reichlich, eitrig und bald übelriechend.*
- *Nichts kann das Fortschreiten der Krankheit aufhalten.*
- *Erst, wenn er sich rundherum schont und pflegt, nimmt die Krankheit eine Wende, aber es kann oft sehr lange dauern, bis sie völlig ausgeheilt ist.*

einen Zauber. Er rätselte oft darüber, bis allmählich durch die Liebe für sich selbst und für Terry auch die Lust zum Lernen geweckt wurde, und es machte ihm bald großen Spaß, alles auszuarbeiten, zu ordnen und sich eigene Gedanken zu machen.
„Du wirst ein Segen werden für deine Schüler, wenn du mit deiner Lehrtätigkeit beginnst, und dann werden wir heiraten", sagte Terry eines Tages, als sie ihn besonders liebevoll hielt.

Arzneimittelbild von Silicea

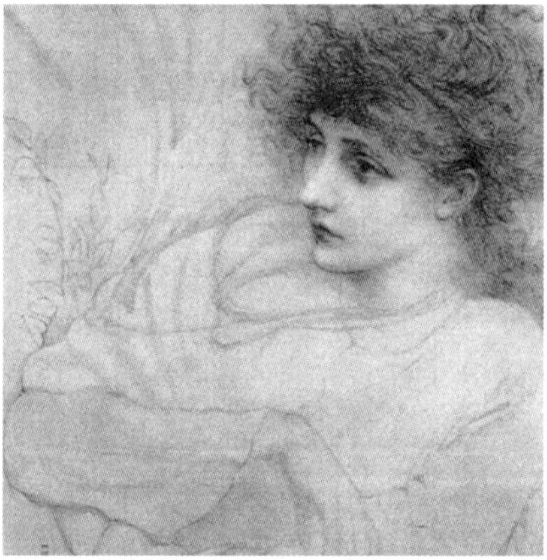

Silicea ist fein gebaut, mäßig groß und schlank, feingliedrig mit großen Händen und langen, schlanken Fingern. Im erlösten Zustand ist er ein milder, fröhlicher Typ, der Spaß am Leben hat. Ihn interessieren vor allem die Geheimnisse der verschiedenen Wissenschaften und intellektuellen Gebiete. Wenn eine knifflige Frage oder ein interessantes Thema auftaucht, eilt er zur Bibliothek, besorgt sich die nötige Literatur und verbringt die nächsten Stunden und Tage damit, alles darüber zu erfahren. Dabei gerät er nicht in Streß, sondern strahlt eine gemütliche Ruhe aus und wirkt sehr sicher.

Was im gesunden Zustand die Stärke von Silicea ausmacht, wird im unerlösten Zustand zu seinem Hauptproblem: War er selbstsicher und lebenslustig, so wirkt er jetzt brüchig und zaudernd, denn in seinem tiefsten Inneren fehlt es ihm an Selbstvertrauen und an körperlicher und geistiger Ausdauer. Er fürchtet sich vor Überforderungen, hat Angst vor Verantwortung, weshalb er auch bei neuen Aufgaben und Unternehmungen zaudert.

Das Mineral Silicea findet sich überall in der Natur: als Hauptbestandteil von Felsgestein, als Stabilität und Härte verleihendes Element in Baumstämmen, als Grundlage für kräftige Zähne, Haare und Fingernägel und festes Bindege-

webe im Menschen. In allen drei Bereichen ist Silicea das verbindende Element, das Festigkeit verleiht. Diese Widerstandskraft stellt auch das Prinzip des homöopathischen Mittels dar.
Wen wundert es, daß das Rückgrat eine besondere Schwachstelle des kranken Silicea-Menschen ist? Sein Gerüst ist nicht in sich gefestigt, sondern fällt immer wieder zusammen. Während Pulsatilla ständig das Gerüst neu formt, um sich anderen anzupassen, oder während bei Calcium das Gerüst grundsätzlich zu schwach ist, um das auszuführen, was er vorbereitet hat, versucht Silicea immer wieder, eine neue, bessere Struktur aufzubauen. Er hat nicht das Vertrauen, daß sein Rückgrat ihn tragen könnte. Ihm fehlt der Halt, die Verbindung zwischen den einzelnen Bausteinen. So geht Silicea durch Prüfungen durch, meistert schwierige Aufgaben, schafft alles, klappt dann aber zusammen und probiert es von neuem.
Die langsame Entwicklung und Knochenbildung des Silicea-Kindes deuten auf eine Störung im Kieselsäurestoffwechsel. Die Fontanellen schließen sich nur langsam, die Zähne kommen lange gar nicht und dann nur sehr zögernd heraus und führen zu größerer Empfindlichkeit.
In der Schule wird die Last des Lernens und das Verfolgen eigener Interessen für den wachsenden Körper zuviel. Schulkinder bereiten sich z. B. so intensiv auf eine Prüfung vor, daß sie danach völlig erschöpft sind. Sie wollen lernen, aber es geht nichts mehr in ihren Kopf hinein.

Das Prinzip von Silicea ist die Widerstandskraft

Immer wenn eine Entscheidung bevorsteht, ist das Silicea-Kind besonders außer sich. Es mag nicht einfach nach dem Motto entscheiden: „Willst du oder willst du nicht?“ Die Sache muß genau durchleuchtet, Vor- und Nachteile müssen im Detail besprochen werden. Und die jeweiligen Konsequenzen müssen ihm bewußt sein. Am Ende ist aber immer noch keine Entscheidung getroffen.
Die Ängste von Silicea sind eine Folge von zu viel geistiger Arbeit. Er meint, nicht genug geleistet zu haben, und hat große Schwierigkeiten, eine Arbeit abzuschließen. Dabei sind diese Ängste völlig unbegründet, da er sehr fleißig und gewissenhaft ist, nur eben mit einem Hang zum Perfektionismus. Sein Engagement und Erfolg sind durch Versagensangst und seine Neigung, ein ewiger Student zu bleiben, stark begrenzt. In der Tat ist Silicea der Gelehrte par excellence: Er lernt und lernt und lernt. Er hat dabei immer das Gefühl, nicht genug zu wissen, nicht genug gelernt zu haben.

Wichtigste Silicea-Symptome

- Fähige, disziplinierte Menschen, die ihre Arbeit gewissenhaft durchziehen.
- Jedoch haben sie meistens kein genaues Ziel, und die Arbeit selbst wird zum Lebenszweck.
- Sie lernen und tun viele Dinge, aber eine Entscheidung, die sie auf irgend etwas festlegt, fällt ihnen sehr schwer. Es gibt zwei Gründe dafür:
  1. Die Entscheidung könnte für immer sein, es gibt keine Rückkehr.
  2. Ist Silicea nicht mit Herz und Seele zufrieden, kann er keiner Aufgabe bzw. keinem (Ent-)schluß zustimmen.
- Er möchte Aufgaben mit Lebenslust erfüllen; wenn er eine Sache nicht richtig kann, ist es jedoch nicht möglich, die geringste Freude daran zu haben.
- Wenn er es dennoch machen muß, dann wird er nervös oder zornig, vor allem bei den kleinsten Sachen, wenn er sich unfähig oder gedrängt fühlt.
- Es geht ihm besser, wenn er mit etwas Sinnvollem beschäftigt ist.
- Nur unaufhörliche Arbeit bis hin zur Überarbeitung kann seine eiserne Konstitution schwächen.
- Liebevolle Umarmung bzw. Streicheln kann ihn in kürzester Zeit wiederherstellen. Langweilt er sich, kann er bei der erstbesten Gelegenheit einfach verschwinden – für ein Leben mit Spaß.

Die positive Affirmation von Silicea lautet:
„Ich liebe das Leben."

Die Namen
in der Geschichte sind hinweisend
auf bestimmte Charakterzüge
von Arsenicum album im Positiven.

Augustoalbanico – hohe (erhabene) Reinheit
Transdominico – Gottesherrschaft
Amicatrio – Verehrer der Dreiheiligkeit
Amataperlia – Liebesperle
Manospacimon – Hand des Friedens
Und zuletzt zu Merl – das ist für sich eine eigene
Geschichte. Es ist die Geschichte der
Entstehung des unbesiegbaren,
treuen Dieners.

Arsenicum album

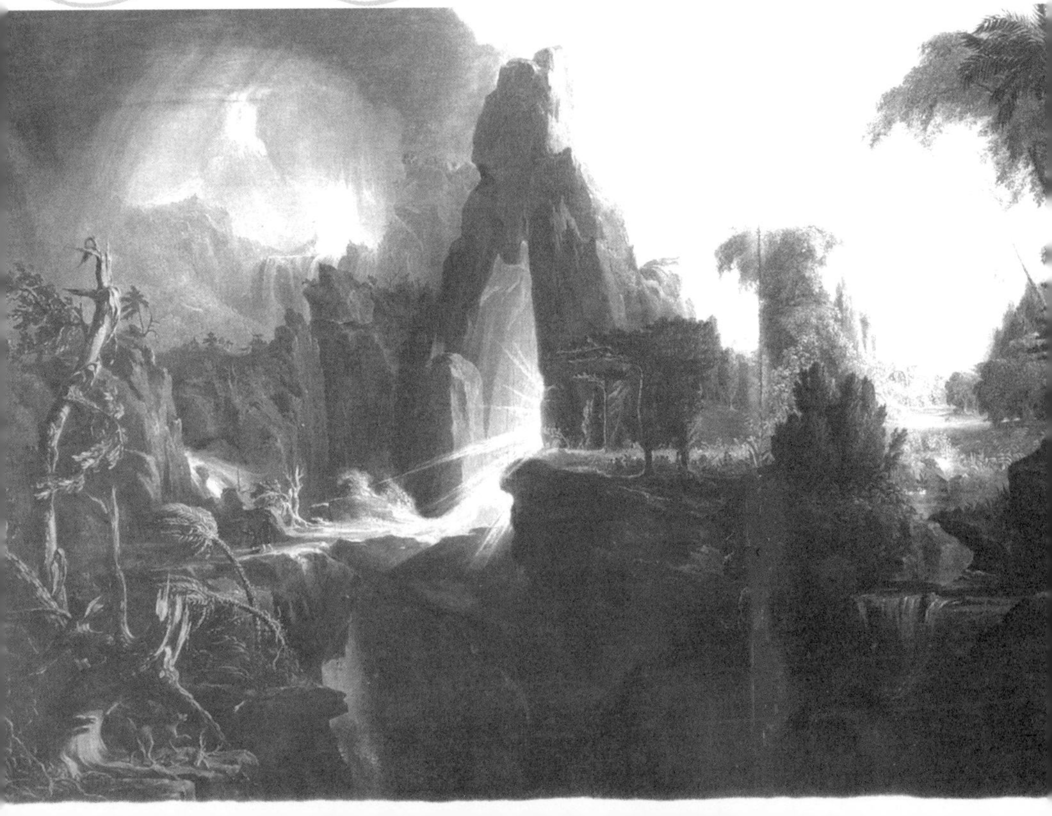

Arsenicum album in der erlösten Form

Arsen wurde in die hochadelige Familie Augustoalbanico in Transdominico hineingeboren. Sein Vater Amicatrio hatte die besondere Ehre, dieses Land zu regieren, und in seiner Art und Weise der Amtsausführung war er wahrhaft königlich. Amataperlia, eine Königin in ihrer Würde, war das Herz an seiner Seite. Auch Arsen war ein wahrer Prinz, und es lag in seiner Natur, absolut liebevoll und gehorsam zu sein.
„Das Ziel besteht aus unzähligen kleinen Zielen, mein lieber Arsenicum album“, lehrte ihn sein Vater. „Ein Schritt nach dem nächsten. Beherrsche einen, übe ihn bis zur Perfektion, dann tue den nächsten!“
„Dein Herz ist die Quelle der Begeisterung. Bringe dein Herz in das Ziel hinein“, hatte ihm die weise Amataperlia eingeflößt, ihn im Arm haltend.
Arsen wuchs und gedieh in dieser liebevollen Atmosphäre, umgeben von Meistern aller Künste. Seine Manieren, sein Benehmen, sein Gang und seine Haltung wurden geschult. Tanz, Fechten, Reiten – alles lernte er in seiner edelmütigen Art. Er war nobel und großzügig in seinem Auftreten. Sein Gesicht, umgeben von gold-rotem, welligem Haar, war von großem Mitgefühl geprägt. Sein Herz hatte nur einen brennenden Wunsch: das Wohlwollen seiner Untertanen.

Mit einem Schlag änderte sich das Leben von Arsen und wurde in seinen Grundfesten erschüttert. Das Königreich von Transdominico wurde überfallen. Der König rief seinen treuen Diener Merl, den Mächtigen und Meister der Kampfkunst, zu sich. „Mein lieber Merl, wir haben keine Chance mehr. Von allen Seiten sind wir vom Feind umringt. Nehmen Sie unseren kleinen Arsen und bringen Sie ihn in Sicherheit.“
„Kommt mit. Ich schaffe es auch mit Euch und Eurer Gemahlin“, sagte Merl mit unumstößlicher Überzeugung. Er war die Verkörperung des unbesiegbaren Kämpfers. Würdevoll verneinte Amicatrio das Angebot: „Ich glaube es Ihnen, aber unser Platz ist hier bei unserem Volk. Außerdem fühlen wir uns beruhigt und wohl, unseren lieben Sohn Arsen in Ihren Händen zu wissen“, ergänzte Amataperlia.
„Geben Sie uns ein paar Minuten. Wir bringen ihn Ihnen sofort.“ Voller Liebe, nur das Licht in den Augen etwas verdunkelt, erklärten sie Arsen, daß Merl ihn aus dem Palast in Sicherheit bringen würde.

„Arbeite immer auf die hohen Ideale des Königtums hin – Weisheit, Gerechtigkeit und liebevoller Dienst!"
Sie umarmten ihn noch einmal fest und brachten ihn dann zu Merl. Gerade als sie ihm den kleinen Arsen übergeben wollten, sprang das Tor des Palastes auf, und der Feind strömte hinein. „Schnell, Merl", sagte Amicatrio. In großer Ehre verneigte sich Merl und sprang mit Arsen in seinen Armen über die Balustrade, aber der Junge erlebte gerade noch mit Todesangst im Blick mit, wie seinen Vater und seine Mutter der Todespfeil traf. Keiner bemerkte die Trauer und die tiefe Verunsicherung in Arsens kleinem Gesicht.
Eine mächtige Stärke floß von Amicatrio zu seinem Sohn rüber und gleichzeitig eine schützende Liebe von Amataperlia, so daß die unbändige Trauer, die in Arsen losbrach, ihn nicht überwältigen konnte. Merl brach wie der Blitz mit Arsen, den er an seine Brust drückte, auf seinem Pferd durch den Feindesring und stürmte in die Freiheit. Es gab vergebliche Versuche, ihn einzuholen und zu erschießen. Aber es schien, als ob sein Hengst noch vier Beine bekommen hätte und sie beide von einem undurchdringlichen Schutz umhüllt wären. Bald verschwanden sie in den Bergen und machten sich auf den Weg zu einem geheimen, versteckten Kloster. Sie kamen zu einem Felsen, der schier senkrecht anstieg. Merl ging zu einer Stelle und klopfte an die Felswand. Der Wachposten hinter dem Fels war neu, und deshalb rief er nach dem Hauptwächter: „Da ist jemand draußen, dem unser Kennzeichen bekannt ist, aber ich kenne ihn nicht."
„Laß ihn die Bestätigung durchgeben und seinen Namen", erwiderte der Abt.
„Die Bestätigung stimmt, und sein Name ist Merl", staunte der Wächter.
„Bruder Merl", sagte der Hauptwächter freudig und sprang fast aus dem Stuhl.
„Öffne das Tor, das ist unser ehrwürdiger Bruder Merl. 25 Jahre sind vergangen, seitdem er uns verließ. Du warst noch nicht geboren."
„Was für eine Freude, Bruder Merl", sagte Almanos, der Hauptwächter. „Tritt ein. Wen hast du bei dir?"
Merl erzählte ihm kurz alles, was geschehen war, als sie durch die Passage im Felsen gingen. Auf einmal öffnete sich der Tunnel in ein wunderschönes Tal, auf der südwestlichen Flanke von ganz hohen Bergen umgeben. Arsen starrte auf diesen himmlischen Platz inmitten der rauhen Berge. „Hier werdet Ihr Euch wohlfühlen", sagte Merl, „und es gibt keinen Weg hier hinein, außer durch den Tunnel. Niemand hat die geringste Ahnung, daß so etwas existieren könnte. Auch Euer nobler Vater wußte nichts davon. Eure edle Mutter hat das Glück

gehabt, einige Jahre an diesem gesegneten Ort verbracht zu haben. Wir sind dem Frieden geweiht."
Arsen schaute ihn verwundert an: „Er spricht von Frieden, aber ist ein mächtiger Kämpfer? Sonderlich!" dachte er, sagte aber nichts. „Wir werden hier bleiben, bis Ihr ein gewisses Alter und Können erreicht habt. Dann werdet Ihr Euer Vaters Königreich zurückerobern." Arsen nickte einfach, die Worte wahrnehmend, aber eigentlich verstand er sie nicht richtig. Merl nahm Arsen an der Hand und führte ihn zum Abt. Bruder Manospacimon umarmte Merl herzlich, seine Augen strahlten vor Freude und Freundschaft. Dann nahm er Arsen auf seinen Schoß und erzählte ihm Geschichten voller Mut und Treue und Heldentaten aus weit zurückliegenden Zeiten. Erzählungen, die Arsens Kinderherz mit dem Wunsch, auch solch edle Taten zu verrichten, erfüllten.
Bald war es Zeit für das Abendessen. Vorerst wuschen und erfrischten sie sich und gingen dann in eine Halle, in der schon alle Mitbrüder saßen. Es herrschte eine Stille, die so feierlich und belebend war, daß Arsen auch ganz still wurde. Merl führte ihn zu einem Platz, und beide setzten sich hin. Dann leitete der Abt das Gebet mit dem Anzünden der Kerzen ein. Das Licht schien noch heller und erhabener zu werden, als der Abt und die anderen mit einem Crescendo die Lobpreisung beendeten. Das Essen wurde serviert, eine große Schüssel mit einer dicken grützeartigen Suppe und eine Scheibe Brot. Arsen war so hungrig, daß dieses Essen, trotz der Schlichtheit des Mahls für seinen prinzlichen Geschmack, wie eine Festmahlzeit war. Als der Hunger langsam gestillt war, schaute Arsen sich um. Nach und nach fiel ihm die zwar schlichte, aber wunderschöne Harmonie und Perfektion dieses Raumes auf. Die Decke, die Säulen, die Tische und Bänke, die Malerei – alles bildete eine Einheit. Nichts ragte heraus oder kam zu kurz. Auch die Menschen schienen ein Teil davon zu sein. Nach dem Essen redeten alle eine Zeitlang leise miteinander. Dann standen alle auf, verneigten sich und gingen ihrer Wege. Arsen wurde zu seinem Zimmer gebracht, das die nächsten Jahre sein Quartier sein sollte. Es lag an der Ostseite und war, wie alles hier, nobel eingerichtet.
Merl brachte ihn zu Bett und hielt seine Hand für ein kurzes Gebet. „Schlaft jetzt, morgen früh fängt unsere Disziplin an." Als Arsen gerade von wunderschönen Engeln träumte, die mit bezaubernden gold-, lila- und rosawolkigen Strahlen die Stadt verschönerten, drang eine sanfte, aber unwiderstehliche Stimme in sein noch schlafendes Bewußtsein hinein. Seine Augen öffneten

sich. Merl kniete vor seinem Bett. Der Schlaf verflüchtigte sich augenblicklich, wie durch eine kühle, vitalisierende Brise. So hellwach und voller Kraft war er noch nie in seinem Leben gewesen.
„Wir treffen uns draußen in 15 Minuten", sagte Merl und ging aus dem Zimmer. Arsen mache sich fertig. Es lagen maßgeschneiderte Kleider für ihn bereit.
Auf dem Übungsplatz wurde Arsen nur die Anweisung gegeben: „Atmet tief und rhythmisch in Euren Bauch hinein, schaut uns an und macht es nach!" Und schon ging es mit den Übungen los. Diese waren einfach und enthielten alle Grundbewegungen. Arsen fühlte sich durch die Energie so gestärkt, daß es ihm vorkam, als ob er die Übungen immer gemacht hätte. Er fühlte sich von Energie durchflutet und kräftig. Anschließend gingen sie im See schwimmen, dessen Wasser prickelnd, fein und belebend war. Plötzlich veränderte sich der See von angenehm warm zu eisig kalt und wurde plötzlich heiß, daß Arsen sich fast verbrüht fühlte. Sein Schreck wandelte sich schnell in einen kaum vorher erlebten Spaß. Nachher übten sie alleine oder zu zweit. Merl nahm Arsen zu sich, und die Kampfsportschulung begann.
Frühstück gab es mit dem Sonnenaufgang, und es bestand aus frischem Obst, trockenen Früchten, etwas gerösteten Nüssen und einer himmlischen Creme, die bis zum heutigen Tag ein Geheimnis ist. Dazu gab es reichlich warmen Tee aus duftenden Blüten, aromatischen Wurzeln und erlesenen Blättern.
Jetzt fingen die verschiedenen Tagesaktivitäten an. Arsens theoretische Ausbildung stand zuerst auf dem Programm, dann wurde er in einige Aufgaben und Pflichten eingewiesen. Zwischendurch gab es ein weiteres praktisches Training mit kurzen theoretischen Abhandlungen. Außerdem mußte er lernen, wie er sich am Königshof zu benehmen habe.
Das Mittagessen bestand aus Rohkost, einer kleinen kräftigen Suppe, einem einfachen Hauptgericht, gefolgt von einer sehr nahrhaften, abgerundeten Nachspeise, die daher entsprechend klein war.
Arsen empfand diesen Ort als bemerkenswert friedlich, und trotzdem gaben sich alle so viel Mühe, mächtige Kämpfer zu werden. Das wunderte ihn sehr, und seine Neugier gab ihm den Mut, die Frage zu stellen: „Merl, mich wundert einiges hier, aber ich weiß nicht, wie ich die Frage stellen soll, ohne beleidigend zu sein", sagte Arsen vorsichtig, aber entschlossen.
„Macht Euch keine Gedanken. Wenn Beleidigen nicht Eure Absicht ist, dann kann die Frage nur Gutes bewirken", erwiderte Merl ermutigend.

„Das ist hier eine Friedensstätte, aber alle nehmen sich viel Zeit, um die Kampfkunst zu erlernen. Wie vereinbart sich das?" fragte Arsen nachdenklich. „Frieden ist die Kraft, die die Harmonie schützt und erhält. Wenn andere Kräfte, auch positive, in diese Harmonie hineindringen wollen, wird der Frieden nur für diejenigen tatsächlich zugänglich sein, die die Harmonie bewahren und vergrößern wollen", erklärte ihm Merl. „Das ist es, was wir hier lernen, nämlich alle Mächte und Kräfte, die auf uns stoßen, friedvoll umzustimmen", fügte er hinzu. „Dies mag manchmal in der Konfrontation, wenn die Friedensarmee unterwegs ist, für den Menschen brutal ausschauen. Aber wir tun nicht mehr als notwendig, und der scheinbare Schaden für den anderen ist nur vorübergehend. Der Betroffene profitiert letzten Endes von dieser heilsamen Kraft. Tiere sind leichter umzustimmen als Menschen. Der Mensch ist sehr hartnäckig, zumal er in seinem tiefsten Inneren weiß, daß sein freier Wille heilig ist, und er nimmt sich diese Freiheit. Kein vernünftiger Mensch würde es wagen daran zu denken, sie zu mißbrauchen, nicht einmal im Traum. Wir müssen machtvoll sein, um gegen solche Mächte ankämpfen zu können, sonst werden sie uns wie einen Käfer zertreten. Ihr werdet zu einem großen friedlichen König werden. Ich, Merl, habe Euren Eltern dieses Versprechen gegeben", endete er mit Ehrfurcht.
Und so wurde Arsen täglich weiter von allen im Kampfsport unterrichtet. Alles mußte gewissenhaft bis zur Perfektion geübt werden und sogar darüber hinaus. Die eigenen Grundbewegungen waren immer zuerst an der Reihe, und dann erst wurde eine neue Technik erlernt.

Beim ersten Vollmond nach ihrer Ankunft in der Einsiedelei nahm Merl Arsen zur Seite und sagte: „Seid vorbereitet. Es wird heute abend kein Essen geben, nur etwas zu trinken. Beim Vollmond nehmen wir keine Nahrung zu uns, so daß wir die aufschmelzende Kraft des Mondes voll aufnehmen können. Bei vielen anderen Konstellationen machen wir entsprechende Rituale, um die verschiedenen Naturkräfte immer mehr in uns zu integrieren". Als am Abend der Vollmond in seiner Pracht über den Bergen aufstieg, bekam jeder einen Becher zu trinken. Es war ein merkwürdiges Getränk. Es schien zu leuchten, schmeckte süß, war aber nicht süß. Auf einmal hatte Arsen das Gefühl, als ob sich im Kopf und im Körper „große" runde Türen öffneten, und er fühlte sich dem Mond ganz nah. Eine Stärke, wie er sie noch nicht gespürt hatte, floß in ihn hinein, bis er dachte: „Noch mehr kann doch nicht möglich sein", und sofort

verschlossen sich die Schleusen.
Die Jahre vergingen, und Arsen wuchs und gedieh. Sei Körper entwickelte sich zu harmonischer Perfektion und er selbst zu königlicher Anmut. Er war nun groß, muskulös und kräftig gebaut, und dennoch wirkte er feingliedrig und voller Mitgefühl, seine großen Hände mit ihren schlanken Fingern zeugten von einfühlsamer Sorgfalt. Auch war er zutiefst religiös geworden und erlangte volles Vertrauen in die göttliche Kraft. Das Wohl seiner Kameraden lag ihm besonders am Herzen.
Eines Tages sagte Merl zu ihm: „Die Zeit ist gekommen, mein König. Wir werden morgen von hier aufbrechen. Heute werden wir Euren zukünftigen Sieg mit einer Feier segnen."

Die Herkunft von Arsenicum album

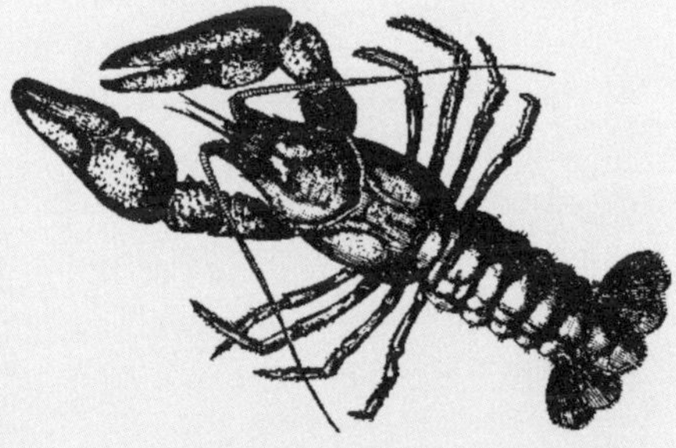

Meerestiere enthalten einen besonders hohen Anteil an Arsen

Arsen ist ein zur Stickstoffgruppe gehörendes Halbmetall, das nur spurenweise in dem Mineral Arsenopyrit zu finden ist und das in seiner Urform hochgiftig ist. Es verbindet sich lose mit Wasser und Regenwasser, welches demzufolge immer gewisse Mengen an Arsen enthält, wobei Meerwasser fünf- bis achtmal soviel Arsen wie Regenwasser aufweist, so daß Küstenbewohner dem Arsen stärker ausgesetzt sind. Durch das Wasser nehmen alle Pflanzen, bzw. alles Gemüse und Obst Arsen in sich auf, die Meerestiere entsprechend mehr.
Arsen macht das Gewebe widerstandsfähig und schützt es vor dem Zerfall, weswegen es vor allem früher vorsorglich gegen Alterungs-

prozesse eingesetzt wurde. Aber bei keiner anderen Substanz ist Paracelsus Sprichwort „Die Dosis macht das Gift aus“ mehr zu beachten als bei Arsen. Babys und Säuglinge brauchen kein Arsen und sind von Natur aus davor geschützt, denn, obwohl die Placenta große Mengen an Arsen enthält, gelangt nichts davon in das Fruchtwasser bzw. in den Fötus. Später braucht der Organismus Arsen in unterschiedlichen Mengen (Kleinstdosen), je nachdem, welchen Strapazen und Witterungen der Mensch ausgesetzt ist.
So ist Dorschlebertran gut geeignet für schwächliche, kleine Kinder, die schon bei kleinen Anstrengungen erschöpft sind. Wer größere Arbeiten erledigt hat, kann z.B. Verlangen nach Langusten entwickeln, um seinen Körper wieder zu regenerieren. Durch Arsen erhöht sich das Lungenvolumen, die Atmung wird tief und rhythmisch, so daß die Sauerstoffaufnahme gesteigert wird. Pferden wurde Arsen zur Muskelkräftigung gegeben.

Arsen kommt vom Lateinischen „arsenicum“, „arrenicum“, was goldfarbenes Pigment bedeutet, und vom Griechischen „arsenikon“, „arrhenikon“, was kraftvoll, männlich bedeutet. So behaupten auch die „Arsenikesser“, bis ins hohe Alter jung und kraftvoll zu bleiben. Manche Frauen, die Arsen essen, bleiben geschmeidig, schön und behalten lange ihr glänzendes Haar. Jedoch, und hier kommt die ausdrückliche Warnung von Paracelsus zu Worte, wenn der Mensch auch nur etwas zuviel des hochgiftigen unverdünnten Arsens zu sich nimmt, kommt es zur hochgradigen Vergiftung. Die Symptome einer akuten Vergiftung sind brennende Schmerzen im Verdauungstrakt mit Erbrechen und starken Krämpfen und Durchfall, Leberschäden und akutes Nierenversagen bis hin zum Tod. Aber auch bei der Einnahme kleinerer Dosen kommt man sehr schwer aus dem Teufelskreis heraus, da eine geringere Menge auf längere Zeit nicht die notwendige erwünschte Kraft gibt, und die darauffolgende größere Menge dann eine schleichende, chronische Vergiftung verursacht.
Hier zeigt sich auch das größte Charakteristikum von Arsen: Nichts richtig dosieren zu können, wodurch er dann völlig aus der Mitte gerät.

Wie die normale Welt Arsen aus seiner Mitte geraten läßt

Die Feier vor der großen Rückeroberung seines Reiches war ein unvergeßliches Erlebnis für Arsen. Durch sie sollte er mit Kraft, Mut und der richtigen Zielsetzung ausgestattet werden. Wie wir schon wissen, ist Exaktheit das Grundwesen von Arsen, und auch eine Abweichung von einem Millimeter kann letzten Endes das Ziel verfehlen lassen.
Die Friedensengel vom anderen Ende des Tales wurden auch zur Feier eingeladen. Es brannte ein großes Feuer, und die großen Meister und Lady-Meisterinnen führten ihre Künste vor. Gewaltig war die Kraft, die freigesetzt wurde.
Es war ein Kriegstanz von solch einer Schönheit, daß dergleichen nur aus den Sagen bekannt war. Nach und nach kamen die Schüler dazu. Arsen, zu erster Meisterschaft erhoben, sprang mit einem Satz übers Feuer. Im selben Moment drehte sich von der anderen Seite ein Mädchen durch die Luft übers Feuer. Als sie sich beide in der Mitte begegneten, hatte Arsen das Gefühl, sein Brustkorb würde von Tausenden von Lichtstrahlen durchbohrt. Es war, als ob die Zeit stillstehen würde, bis sie doch aneinander vorbeiflitzten.
Arsen landete mit einem gewaltigen Laut auf dem Boden. Die neu entbrannte innere Flamme schoß durch seine Fußsohlen hoch und brannte in seinem Herzen. Der Tanz der beiden, der nun folgte, erregte sogar die Bewunderung der großen Meister.
Am nächsten Tag übertraf Arsen sogar Merl und marschierte siegreich in den Thronsaal seines Königreiches ein. Sieben Tage wurden zur Feier des Sieges und zum Kennenlernen der treuen Diener festgelegt, die folgenden fünf zur Verteilung der Ämter genützt. Die Tage wurden zu einem einzigen Traum für Arsen. Er schlief die sieben Tage fast gar nicht.

Nach so vielen Jahren „asketischen“ Lebens war er überwältigt von der Pracht des Reiches und den Feierlichkeiten. Er vergaß die täglichen Grundübungen zu machen, deren Notwendigkeit er auch nicht mehr spürte. Das Feuer brannte immer noch so stark in ihm, daß er sich unbesiegbar fühlte, als ob er über den Gesetzen stünde. Merl merkte es sofort und nahm sich vor, nach den „Feiertagen“ mit Arsen zu reden, denn er wollte, koste es, was es wolle, den Frieden und die Harmonie nicht stören. Arsen nicht gleich anzusprechen, war aber ein Fehler. Auch ein Meister kann manchmal einen fatalen Fehler begehen.

Die große Schwäche des Arsenmenschen liegt darin, den Frieden „zu jedem Preis“ bewahren zu wollen.
In Merls Geist drängten sich folgende Gedanken: „Die Feier sollte man nicht stören. Hinterher werde ich es klarstellen. Aber das Vergehen ist jetzt im Gange. Es im Keim zu ersticken, macht mir große Probleme. Darf ich den Spaß des anderen verderben? Die Feier, diese Situation ist ja einmalig. Sie kommt nicht wieder. Er soll es voll genießen, hinterher werden wir es schon hinkriegen.“
Aber der Fehler ist, daß der Keim schon zu sprießen begonnen hat. Arsens Widerstand wird später viel größer sein, aber noch verheerender ist, daß die Neigung zur Vernachlässigung auch geboren wurde. Nach den Feierlichkeiten brachte Merl das Thema zur Sprache. Arsen guckte ihn erstaunt an, und es stieg in ihm empor. „Wie konnte er es wagen?“ Aber es kam sofort Nüchternheit zum Ausdruck. „Er ist ja mein treuer Freund und mir wohlgesonnen“, dachte er und sagte laut: „Vielen Dank, Merl. Ich werde es nicht mehr vergessen.“
Mit Hilfe von Merl wurden fähige Menschen für die verschiedenen Ämter ausgesucht, und die Wiederherstellung des Friedens im Lande nahm ihren Lauf.

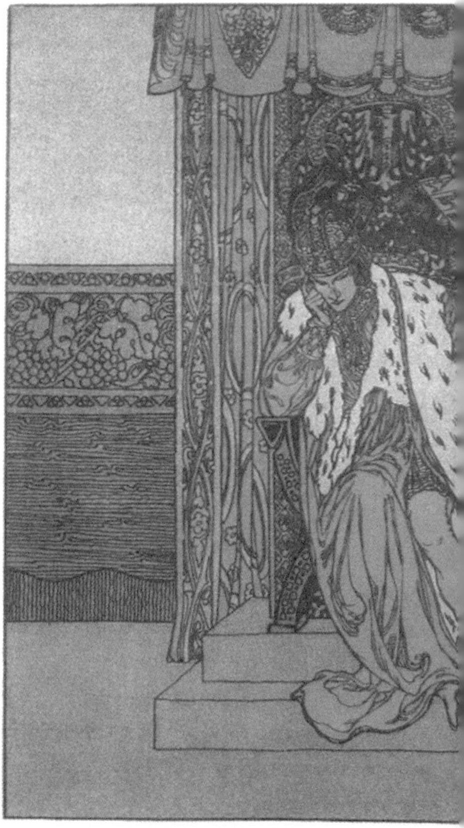

Arsen und die Ordnung
Nur ein Problem hatte er, das er nicht einordnen konnte. In dem Kloster war es wunderbar friedlich gewesen. Es gab dort keinen Mangel. Trotz der sparsamen Lebensführung hatte er das Gefühl, von Hülle und Fülle umgeben zu sein. Er war rundum erfüllt und zufrieden. Die sieben Tage der Feierlich-

keiten waren über ihn hereingebrochen, und sie waren so schön gewesen! Zu Hause im Palast war natürlich alles anders als in den Bergen. Die Tänze waren anders, der Umgang miteinander ganz neu und die Speisen hervorragend, nur er wußte nicht mehr, was zu welchem Zeitpunkt richtig für ihn gewesen wäre. Er kam mit seinen Eßgewohnheiten ganz durcheinander, aß manchmal bis zu völliger Sättigung und fühlte sich gerade dadurch sehr wohl. Ein anderes Mal hatte er Schwierigkeiten, mit der Fülle der Speisen zurechtzukommen. Auch seine Gedanken und Gefühle pendelten ständig hin und her, obwohl er dann durch seine Willenskraft und allgemeine Vitalität sehr schnell wieder Ordnung herstellen konnte. Es kamen Gedanken wie: „Ist Feiern schlecht?" Dann wieder aus einem tiefen Gefühl heraus: „Nein, das kann nicht stimmen! Es bringt aber doch so viele schöne Gefühle mit sich. Vielleicht sollte ich nicht so ausgiebig feiern? Aber am Abend vor meiner Reise war es ja unbeschreiblich schön, auch die Begegnung mit dem Mädchen ist ein Geschenk gewesen. Ach! Ich will sie neben mir haben. Vielleicht will sie gar nichts von mir wissen? Findet mich zu wild? Ich sollte nicht zu viele Gedanken damit verlieren. Es gibt wichtigere Aufgaben zu erledigen. Vielleicht sollte ich doch wieder die Ernährung, die im Kloster herrschte, einführen? Aber was mache ich, wenn nochmals ein Fest stattfindet? Dann komme ich sicher durcheinander!" Und so gingen die Gedanken in seiner Gefühlsebene hin und her.

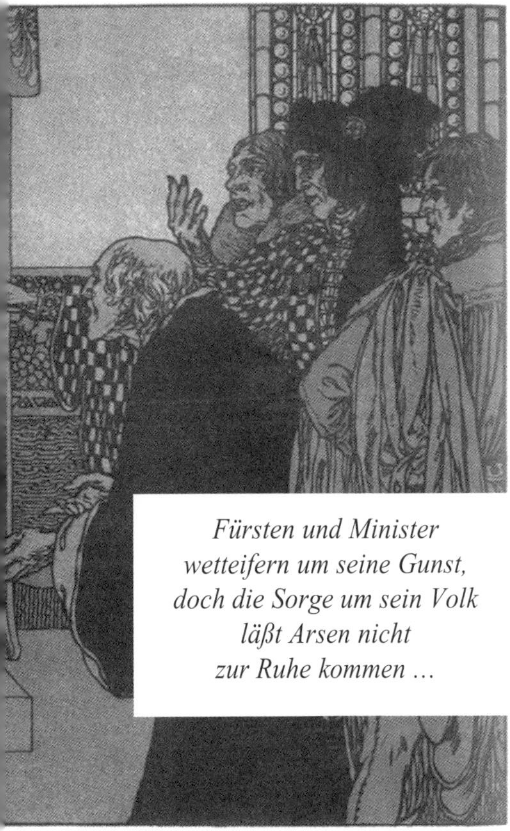

Fürsten und Minister wetteifern um seine Gunst, doch die Sorge um sein Volk läßt Arsen nicht zur Ruhe kommen …

Im Herzen Kind bleiben

Eines Tages kam Merl wieder zu ihm und gab ihm den guten Rat, auf sich selbst aufzupassen. Einerseits wußte Arsen, daß Merl recht hatte, andererseits war er in seinem Stolz getroffen und antwortete etwas schroff: „Vielen Dank, Merl, tun Sie Ihren Job, ich tue meinen."

Am nächsten Morgen, noch verärgert über den ganzen Vorfall, trainierte er mit übertriebener Wucht. Dann stellte er sich unter die eiskalte Dusche und übertrieb es auch hier, bis sein Körper fast blau wurde. An diesem Abend mied er Merl, denn er hatte das Gefühl, ihn tödlich beleidigt zu haben, und er fürchtete, daß Merl ihn nicht mehr mögen würde. Es fiel ihm auch sehr schwer, höflich zu anderen zu bleiben. Eigentlich fand er alles schlecht, was an diesem Tag geschah. Keiner machte irgend etwas richtig. Auch fühlte er sich nicht so kräftig wie sonst. Alles strengte ihn an, und es fröstelte ihn ein wenig. An diesem Abend hatte er keine Lust, an den Festlichkeiten teilzunehmen, und er ging früh ins Bett. In der Nacht wachte er auf, es war ihm fürchterlich kalt und schlecht. Die Kehle war so trocken, daß er einen Schluck kaltes Wasser, das am Bett stand, trinken mußte. Die Kälte tat ihm aber überhaupt nicht gut, und die Übelkeit wurde viel schlechter. Er torkelte zum Badezimmer, so schwach fühlte er sich, und übergab sich. Danach legte er sich zitternd wieder hin, fand aber keine Ruhe. Auch die Übelkeit steigerte sich langsam wieder. Er spürte ein Bedürfnis, etwas Warmes zu trinken, zwang sich zum Wasserhahn und trank ein paar Schlucke warmes Wasser. Es schien etwas besser zu werden. Als er aufstand und ins Bett gehen wollte, kam der Brechreiz mit solch einer Wucht, daß er das Gefühl hatte, seine Innereien zu erbrechen. Danach lag er wie halb tot auf dem Fußboden, bis er sich ins warme Bett schleppen konnte. „Großer Gott", dachte er, und Angst und Sorgen stiegen in ihm hoch, „wie soll ich morgen vor allen Menschen erscheinen?"

Er hatte nochmals das Verlangen, etwas zu trinken. Doch schon der Gedanke daran machte ihm Angst. Aber der Durst war überwältigend. Er trank sogar einige Schlucke heißes Wasser. „Ach nein!" rief er aus und erbrach das Getränk wieder. Es wollte einfach nicht aufhören. Völlig fertig horchte er in sich hinein. Das Wort Essig kam ihm in den Sinn. Er spürte ein richtiges Bedürfnis danach, schlich in die Küche und suchte nach ihm. Dann trank er schlotternd vor eisiger Kälte und Schwäche ein ganzes Glas Essigwasser. Unvorstellbar! Alles kam wieder hoch. Aber diesmal tat ihm das Brechen gut. Nach kurzem Überlegen kippte er einen kräftigen Zug von dem puren zwölf Jahre alten Balsamico hinunter. Was für ein Genuß, dachte er, schleppte sich zum Bett und fiel völlig erschöpft hinein. Als er aufwachte, war es schon hell. Kraft für die Übungen hätte er sowieso nicht gehabt. Also lag er noch gut in der Zeit, um sich zurechtzumachen und nicht aufzufallen. Noch schwach, aber geheilt machte er sich sachte fertig, seine Nerven schonend. Am Tag war er nachdenklich und etwas bedrückt, aber keiner merkte, daß Arsen, ihr König, in der Nacht halb tot gewesen war.

Arsen trank nur Tee und aß etwas Zwieback, und zum Mittagessen warme flüssige Suppe mit einer kleinen Maultasche drin. Danach spürte er wieder etwas von seiner alten Kraft. Er ging zu Merl und entschuldigte sich. Danach fühlte er sich endlich wieder gut, wobei für Merl keine Entschuldigung anstand. „Mein guter Freund, Merl“, sagte er, „ich werde einige Zeit abwesend sein und bitte Sie, in der Zeit für alles zu sorgen.“
„Sehr gerne“, lächelte Merl.

Arsen verließ seinen Palast, versteckt in Mönchskleidung, und ritt in die Berge. Im Tal des Friedens angekommen, bat er den Abt um Erlaubnis, mit dem Mädchen zu sprechen.
„Sicher, mein Sohn“, sagte er, „ich bringe dich dorthin.“
Sie gingen zu der Äbtissin, und er erklärte ihr die Situation. Sie ließ das Mädchen kommen. Er nahm ihre Hand und sagte: „Sie haben seit der Feier einen festen Platz in meinem Herzen eingenommen. Würden Sie mir die Ehre geben und die Königin meines Herzens werden?“
Arzarnikas Augen leuchteten, und bescheiden nickte sie zustimmend. Er beugte sich zu ihr und küßte zärtlich ihre Hand. Dann gingen sie voller Freude und Liebe im Herzen zurück, wobei er ihr all seine Probleme in seinem Königreich erzählte.

Symptomenkomplex von Arsenicum album

- *Vor einer akuten Erkrankung besteht meist offensichtlich oder versteckt großer Druck;*
- *Bei Beginn der Erkrankung wird meist zu viel oder Falsches gegessen.*
- *Die Attacke (z.B. bei Durchfall, Erbrechen) erreicht ihren Höhepunkt zwischen 0–2 Uhr nachts.*
- *Großer Durst, anfänglich auf große Mengen, später nur auf kleine Schlucke.*
- *Kaltes verträgt Arsen ganz schlecht, Warmes bis Heißes besser oder gut.*
- *Er ist völlig entkräftet und fühlt sich hundeelend.*
- *Er friert und zittert, Kälte ist ihm unangenehm, obwohl er frische Luft verlangen kann, da sie dem Kopf guttut und er dadurch besser atmen kann.*
- *Sorgen entstehen, die sich je nach Intensität der Krankheit bis zur Todesangst steigern können.*
- *Er findet keine Ruhe und keinen Heilschlaf.*
- *Essig (-wasser) oder Senf wirken manchmal Wunder.*

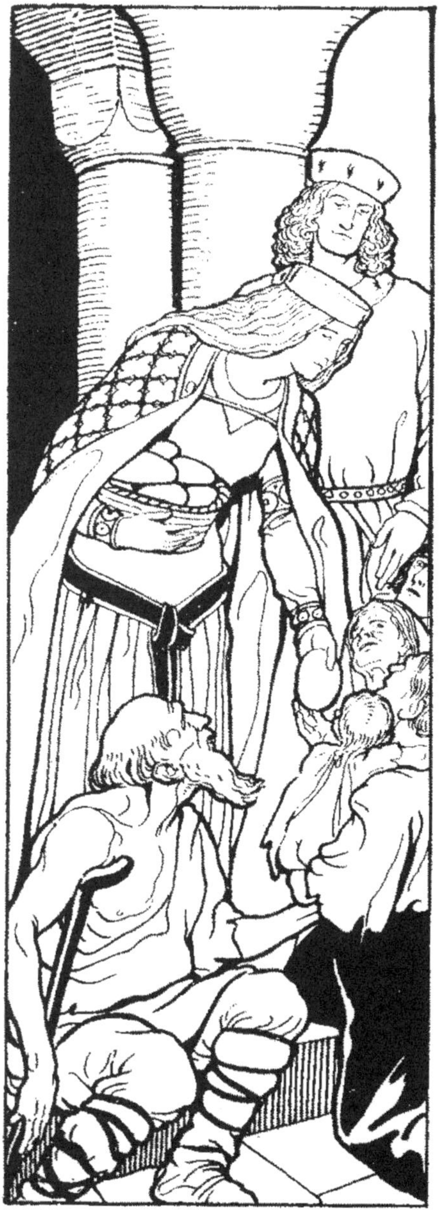

„Ich kann natürlich als Außenstehende alles neutraler sehen“, sagte Arzarnika, „aber wäre es nicht eine gute Idee, inkognito unter das Volk zu schlüpfen und aus erster Hand die Tatsachen über seine Probleme und Sorgen zu erfahren? So würden wir am ehesten zu seinem Wohle handeln und die richtigen Schritte unternehmen können?“
Arsen war so begeistert, daß er fast wie ein Kind fröhlich aufgeschrien hätte. Aber er beherrschte sich.
„Laß es raus, mein lieber Arsen!“ schmunzelte Arzarnika, „wir sind irgendwo ewige Kinder, irgend jemand ist uns immer voraus und wie ein Vater oder eine Mutter zu uns.“

Und so wurde ihr Motto: „Ich bleibe in meinem Herzen ein Kind!“ Fortan konnte er mit leichterem Herzen, aber dennoch mit Pflichtbewußtsein und Sorgfalt die Geschicke seines Volkes in die Hand nehmen und leiten.

Nachwort:
Die Abenteuer des Königsehepaares sind in den Jahrbüchern Transdominicos niedergeschrieben und heute noch eine Inspiration für alle wahrhaft mildherzigen Schwestern und Brüder. König Arsen und Königin Arzarnika wurden Idole des Volkes und regierten lange Jahre in Frieden, Gesundheit und Wohlergehen.

Arzneimittelbild von Arsen

Der Arsen-Mensch ist gekennzeichnet durch eine tiefsitzende Angst, die sich bis zur Todesangst steigern kann und sich durch eine Unruhe äußert, die ihn hin- und her treibt. Das Schlimmste für Arsen ist das Alleinsein. Er ist dann voller Befürchtungen und kann morgens schon voller Angst aufwachen. Seine Angst ist so groß, daß er innerlich aufgibt. Er hat oft Gedanken von Unheil, Krankheit und Tod und kann die eingedrungenen Gedanken und Sorgen nicht abhalten.
Jede geringste Anstrengung erschöpft ihn so sehr, daß er nichts mehr tun kann. Diese Schwäche gleicht einer Todesschwäche, die ihm das Gefühl vermittelt, sein Inneres sei abgestorben, alles habe keinen Sinn mehr. Im negativen Zustand ist Arsen ordnungssüchtig, er wird peinlich genau und verlangt von sich und seiner Umwelt äußerste Perfektion. Im positiven Zustand sucht er die Ordnung im Inneren. Er wird dann großzügig und kümmert sich mitfühlend um die Probleme seiner Mitmenschen, bis er sich dann wieder zu viele Sorgen macht und sich dabei vergißt

Wichtigste Arsen-Symptome

- Arsen ist voller Mitleid und Mitgefühl für die Probleme seiner Mitmenschen, vor allem der Familie. In seinem Herzen brennt der Wunsch, das Allerbeste für seine Lieben zu tun.
- Für den Frieden und die Harmonie seiner Lebensgefährten kämpft er „bis zum Umfallen".
- Arsen findet sich jedoch nur ungern mit der Realität zurecht und wiederholt Dinge, die ihn herunterziehen.
- Wenn er darüber nachdenkt, dann ist die vernünftige Handlung klar, aber der Sog zur Unvernunft ist unwiderruflich.
- Arsen zwingt sich, seine Pflichten zu erfüllen, aber sein Herz ist nicht richtig dabei.
- Die Freude an der Vorstellung, die Arbeit in Ruhe und Gelassenheit zu erledigen, vergeht ihm durch das Bewußtsein des Zeitmangels.
- Jeder Rückschlag ist niederschmetternd für ihn.
- Als teilweise kompromißloser Mensch ist er eher bereit zu sterben, als „Prinzipien" aufzugeben.
- Es muß alles perfekt sein, die Perfektion muß beweisbar sein.
- Fehler anderer werden nicht einfach übergangen, er kann nicht aufhören, darüber zu reden.
- Er muß sein „Königreich" in Ordnung bringen, also arbeitet er sich zu Tode dafür und lebt asketisch, um es zu schaffen.
- In einem schwachen Moment überwältigt ihn ein Körperbedürfnis, das dann übermäßig befriedigt wird. Und so wird gewandert bis zur Erschöpfung und gegessen, bis nichts mehr geht.
- Er hat ein ganz schlechtes Gewissen, wenn er jemand nicht gerecht behandelt hat; er hat dann Angst, ihm zu begegnen, und geht ihm deshalb vorsorglich aus dem Weg.
- Es kann sich große Angst bis zur Todesangst entwickeln, wenn er eine Situation nicht unter Kontrolle hat oder sich schwach fühlt.
- Aus der Angst heraus verkrampft er sich völlig und meint, daß Angriff die beste Verteidigung ist, um das Übel im Keim ersticken zu können.

Die positive Affirmation für Arsen lautet:
„Ich bleibe in meinem Herzen ein Kind."

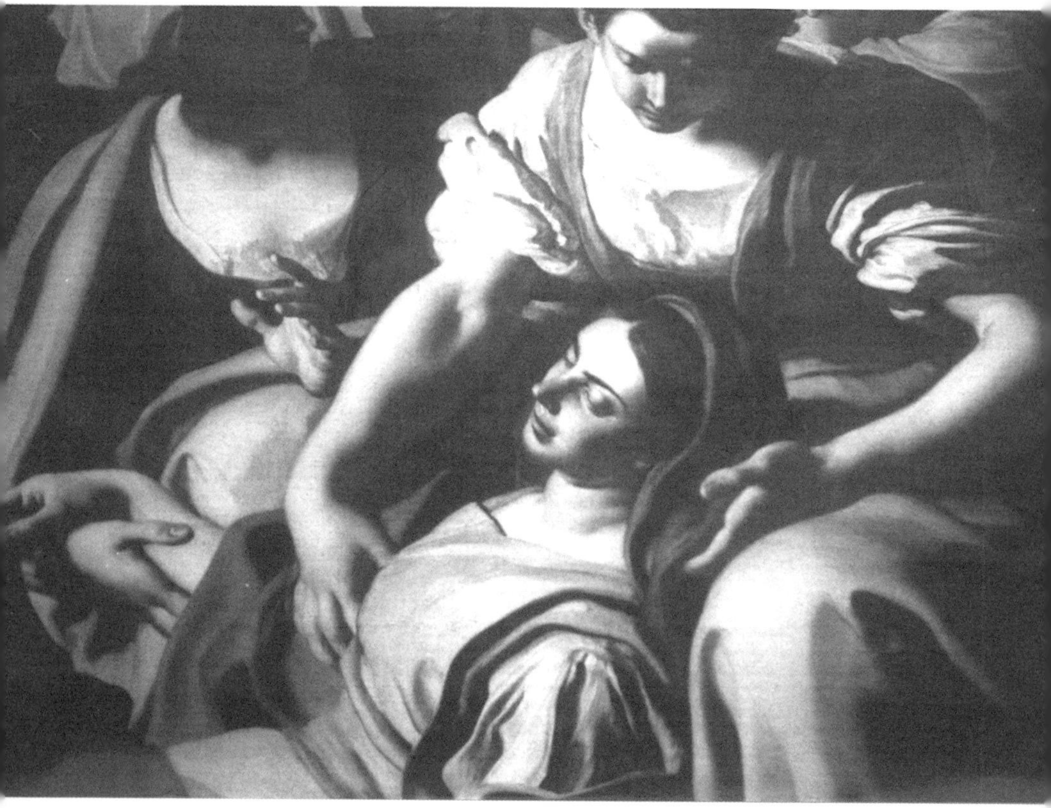

*Natrium muriaticum ist eines der großen homöopathischen Mittel (Polychreste) und wird wie das gewöhnliche Kochsalz aus Steinsalz hergestellt.
Das sehr breite Anwendungsspektrum dieses Mittels veranlaßte Hahnemann, es als eine „heroische und gewaltige Arznei" zu bezeichnen, die viele Facetten des menschlichen Lebens betrifft.
Die verschiedenen „Akteure" stellen im folgenden Kapitel die unterschiedlichen Gesichter des Mittels Natrium-mur dar.*

Natrium muriaticum

*Um das Wesen von Natrium muriaticum noch besser auszudrücken, sind zwei Namen gewählt worden.
Die Hauptperson dieser Geschichte heißt Sophie Angélique. Jenachdem, welcher Aspekt des Charakters im Vordergrund steht, wird sie Sophie oder Angélique genannt (Angelika = der Name des Engels der Liebe).
Der Name Sophie wird eher allgemein benutzt und wenn die Weisheit vorrangig ist. Die Liebe von Natrium-mur ist nicht aufzuhalten, aber manchmal ist es weise, sie mit Bedacht auszudrücken.
Dann kommt Sophie zum Einsatz. Angélique ist das Herz selbst und reagiert spontan. Wenn das Kind z.B. Trost braucht, dann handelt Angélique einfach und praktisch.*

Der Natrium-muriaticum-Typ in der erlösten Form

Es war ein herrlich sonniger Morgen mit wolkenlosem, strahlend blauem Himmel. Die gerade aufgehende Sonne warf ihre Vorboten in rosa-goldenen Strahlen auf die Gipfel der umgebenden Berge. Natrium-mur, ihr anderer Name war Sophie Angélique, war seit zwei Uhr in der Früh unterwegs, denn eine Freundin, die kurz vor der Entbindung stand, hatte nach ihr rufen lassen. Der Mann hatte die Freundin erst vor kurzem verlassen, und nun konnte sie es kaum ertragen, die Entbindung und die damit verbundenen Schmerzen allein durchzustehen.

Als Sophie das Haus betrat, hatte die verzweifelte Gebärende gerade eine Wehe überstanden. Die Augen der werdenden Mutter versuchten zu lächeln, aber die unendlichen Stunden des Schmerzes und das Fehlen ihres Geliebten als Beistand hatten sie in ein Häufchen traurigen Elends verwandelt. Angélique ging ruhig zu ihr, setzte sich ganz bequem hinter sie auf das Bett und bettete behutsam ihren Kopf in ihren Schoß. Aus den wunderschönen Fingern, die das Gesicht der Freundin streichelten, floß eine warme, trostspendende Kraft, und als die nächste Wehe kam, hielt sie die Hände ihrer Freundin Juliane, die dann das beruhigende Gefühl bekam, als ob eine tragende Energie ihr Kind sehr sanft, aber voller Kraft aus der Gebärmutter herauspreßte. Eine Viertelstunde später war das Kind da. Überglücklich lachte sie, küßte das kleine Wesen und schmiegte es an sich.

Nachdem das Kind gebadet, gewickelt und die Mutter versorgt war, machte sich Natrium-mur auf den Heimweg. Sie war so lange bei der Mutter geblieben, bis diese selig eingeschlafen war, und dann verließ sie die beiden mit einem liebevollen Blick. Zu Hause duschte sie sich kurz warm ab mit herrlich duftendem Rosenduschgel, anschließend ausgiebig mit eiskaltem Wasser, was ihr großen Spaß machte. Erfrischt und vital stieg sie aus der Dusche und rubbelte sich kräftig ab, bis ihr ganzer Körper vor Wärme glühte. Am Frühstückstisch auf der Terrasse trank sie genüßlich den frischen Grapefruitsaft, leicht prickelnd durch den Zusatz von Traubenmost.

Gerade als der Himmel von der aufgehenden Sonne goldig schimmerte, klingelte die Glocke an der Haustüre. Freudige Erwartung leuchtete auf dem Gesicht Natrium-murs auf. Welch eine glückliche Menschenseele ehrte sie mit ihrem Besuch?... Natrium-mur machte die Tür auf und schaute in das vom

harten Leben verwitterte Gesicht eines älteren Mannes. „Guten Morgen, mein Herr“ , grüßte sie ihn freundlich.
„Excusé moi, madame, es tut mir sehr leid, daß ich Sie in der Frühe störe“ , sagte der alte Mann in einem Ton, der versuchte, seine Not zu verbergen. Seine Kleider waren zwar vom feinsten Schnitt, aber nicht mehr die neuesten.
„Kommen Sie herein“ , sagte sie mit unwiderstehlicher Wärme und führte ihn zu ihrem Frühstückstisch. „Setzen sie sich, ich bin gerade beim Frühstücken. Welche Freude, daß ich jetzt Gesellschaft habe!“ Er setzte sich mit einem kleinen Dankeschön hin und blieb erst einmal still und schweigsam.
Sophie, die viel Erfahrung und Einfühlungsvermögen besaß, machte ihm als erstes eine große Schale Kaffee, leicht gesüßt und mit etwas Sahne. Als er ihn dankbar trank, machte sie ihm feine Crêpes mit Käse und Kräutern, gefolgt von zwei Stück mit Schokoladensoße. Dabei erzählte sie ihm all die schönen Neuigkeiten. Als er mit dem Frühstück fertig war, setzte sie sich zu ihm und fragte ihn so ganz nebenbei, „Nun, was ist los?“
„Ich heiße Gregorius Markowich“, fing der alte Herr an. „Ich war der Bürgermeister meines Dorfes. 20 Jahre lang lebten wir in Frieden und Wohlstand. Wir waren weit bekannt für unsere Kunst und Gastfreundschaft. Langsam aber schlichen sich Kräfte ein, die die Integrität unserer Gemeinde bedrohten. Als aufrichtiger Mensch versuchte ich alles in meiner Macht Stehende, um das zu verhindern. Dies war aber gar nicht im Sinne dieser machtgierigen Menschen. Sie verwickelten mich in einen Skandal. Ich hätte das alles ausgehalten und sogar meine ganzen Energien eingesetzt, um diese schändlichen Menschen zu stoppen, wenn meine Familie nicht den Glauben in mich verloren hätte. Als sie sich von mir abwandten, war ich ein gebrochener Mann. Nur eine Nichte von mir glaubte weiterhin an mich und schenkte mir all ihre Liebe. Aber diese bösen Menschen nahmen mir auch diese meine letzte Hoffnung. Eines Tages verschwand sie nämlich spurlos. Ich sah keinen Sinn mehr im Leben – nur die Liebe zu meiner Nichte hielt mich am Leben. Seitdem gehe ich von Dorf zu Dorf und von Burg zu Burg in der Hoffnung, sie wieder zu finden,“ endete Gregorius.
Sophie guckte ihn seltsam an, und dann sagte sie: „Ehrenwerter Herr, Gott wird Sie für ihre Standfestigkeit und Treue reich belohnen. Für den Moment möchte ich sie mit meiner Freundin Lovelee bekanntmachen – solch ein großes Herz hat dieses Mädchen! Alle Kinder, die Trost und Liebe oder ein Zuhause brauchen, nimmt sie bei sich auf. Das wird für Sie eine neue Erfahrung sein,

und ich glaube Sie könnten dort großen Trost finden, bis Sie sich vielleicht wieder auf den Weg machen."

Sie werden es nicht glauben, liebe Leser, aber manchmal passieren auch dem Natrium-mur-Menschen solche Wunder. Lovelee war die verschwundene Nichte von Gregorius! Das Wiedersehen der beiden war ein unbeschreibliches Ereignis. Auch bei Angélique, die sonst immer ihre Emotionen beherrschte, flossen ein paar Tränen.

Natrium-mur hüpfte, von Lebenslust ergriffen, auf ihrem Weg zu sich nach Hause. Plötzlich kam ihr der kleine Björn weinend entgegen. „Ach, mein Engel, warum weinst du?" , fragte Sophie ihn, als sie den Kleinen auf den Arm nahm.

„Meine Mutter ist böse auf mich und hat mir eine Auafeige gegeben" , sagte der Kleine.

„Ach wo!" Da tröstete Sophie ihn. Die salzigen Tränen des Kindes breiteten sich auf ihr Gesicht aus und sickerten langsam runter, als sie das Kind eng, an sich gepreßt, zur Mutter brachte. „Welches Problem hast du, daß sich dein Herz so gegen dein eigenes Kind richtet?" fragte sie verständnisvoll. „Ich weiß, daß du es nicht einfach hast mit deinem Mann. Aber wenn du auch sein Leid erkennst und ihn sogar bedürftiger als dich selbst empfinden kannst, können Wunder passieren", sprach Natrium-mur aus ihrem Herzen. Sie drückte die traurige Mutter zärtlich an sich, deren Herz nun wieder Hoffnung und Zuversicht verspürte. Nun mußte auch sie weinen, lachte aber gleichzeitig vor Dankbarkeit und nickte dann entschlossen, als sie ihr Kind zu sich nahm und es mit Küssen überhäufte.

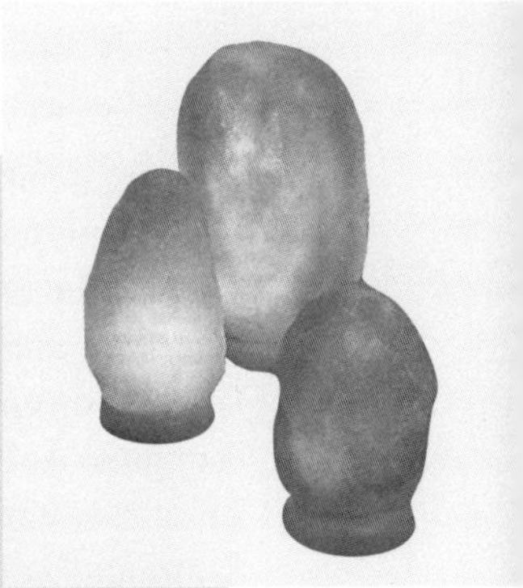

Die Herkunft von Natrium muriaticum

Natrium muriaticum, auch Natrium chloratum genannt, verbindet das Alkali-Metall Natrium und die Säure Chlor und ist allgemein als Kochsalz bekannt. Natrium spielt im Seewasser eine entscheidende Rolle, wo die unterschiedlichen Salzkonzentrationen für die Strömung der sich am Meeresgrund befindlichen Mineralien an die Oberfläche sorgen. Im menschlichen Körper, der ja zum größten Teil aus Wasser besteht, und in der Seele spielt sich ein ähnliches Geschehen ab. Dort vermag Natrium muriaticum aus der Tiefe das Verborgene an die Oberfläche zu holen. Im zwischenzellulären Raum, der mit Wasser gefüllt ist, spielt Natrium die Hauptrolle im Zellaustausch und ist somit Träger der osmotischen Eigenschaft, d. h. auch verantwortlich für Dehydration bzw. Hyperhydration. Es hält im „Meer des Körpers" das Flüssigkeitsgleichgewicht, die Zufuhr von Nährstoffen und den Abtransport von Abfallstoffen, aufrecht. Ohne Natrium könnte der Austausch zwischen Zelle und Umgebung nicht funktionieren. Daraus wird deutlich, daß „Fließen, Beweglichkeit, Aufrechterhaltung des Gleichgewichts" die Schlüsselworte des homöopathischen Mittels Natrium muriaticum sind.

Natrium wird zu den Salzkristallen geführt

Sophie saß wieder auf der Terrasse, und ihre Gedanken gingen zurück zu lange vergangenen Zeiten.

Sie war verheiratet gewesen. Ihre erste unschuldige Liebe hatte sich langsam in Abscheu und Verachtung ihrem Ehemann gegenüber verwandelt. All ihr Haß und Ekel schienen aber an seiner dicken Haut abzuprallen. Ihr verletzendes Verhalten hatte keine Wirkung auf ihn, ihr hingegen ging es immer schlechter. Sie war ständig geplagt gewesen von irgendwelchen kleinen, jedoch sehr unangenehmen Übeln, vor allem aber von seelischem Leid. Völlig verzweifelt blieb sie nur ihrer Kinder wegen bei ihm. Es war die Gnade des Lebens, die sie rettete. Eines Tages hoch in den Bergen überkam sie ein überwältigendes Gefühl von Lebensüberdruß. Trotz der wunderschönen Natur, der strahlenden Sonne und Stille konnte sie keine Freude mehr am Leben

Das Zurückblicken auf vergangene unangenehme Ereignisse und das Erstarren darin sind charakteristisch für Natrium muriaticum.

finden. Sie richtete ihren Blick auf die schneebedeckten Berggipfel und versank völlig in dieses matte Lebensgefühl. Ganz wach, aber unbeteiligt nahm sie wahr, daß eine lichtvolle Gestalt auf sie zukam.
„Ich bin die Hüterin des Salzes“ , sagte die Gestalt, „komm mit!“ und sie führte Natrium-mur tief in die Erde hinein zu den Salzsälen. Sie waren mit sanftem rosa-weißem Licht beleuchtet. „Hier werden Salzkristalle hergestellt, aber hier lernst du auch die Kunst, dir dein Leben zu verdienen. Das Leben ist zwar ein Geschenk, aber auch Geschenke müssen verdient werden. Das Leben an sich ist zunächst einmal unqualifiziert. Deine Aufgabe ist es, etwas Salz zu nehmen und es für den anderen so vorzubereiten, daß es schmackhaft für ihn wird und er es nehmen kann, weil er es für sein Überleben braucht. Noch klarer ausgedrückt: Erkenne den Bedarf des anderen an Liebe und decke ihn ab. Die Versuche, es auf deine Weise zu tun, müssen dem anderen aber auch wohltun. Es ist das Salz, das dich die Not des anderen wahrnehmen läßt. Diese besondere Eigenschaft ist es, die wir hier in den Salzkristallen in materieller Form geschaffen haben. Atme tief die Gnade der mit Salz erfüllten Luft ein und geh dann zurück und erfülle die Bedürfnisse deiner Mitmenschen – auch die deines Mannes“, endete die Hüterin des Salzes.

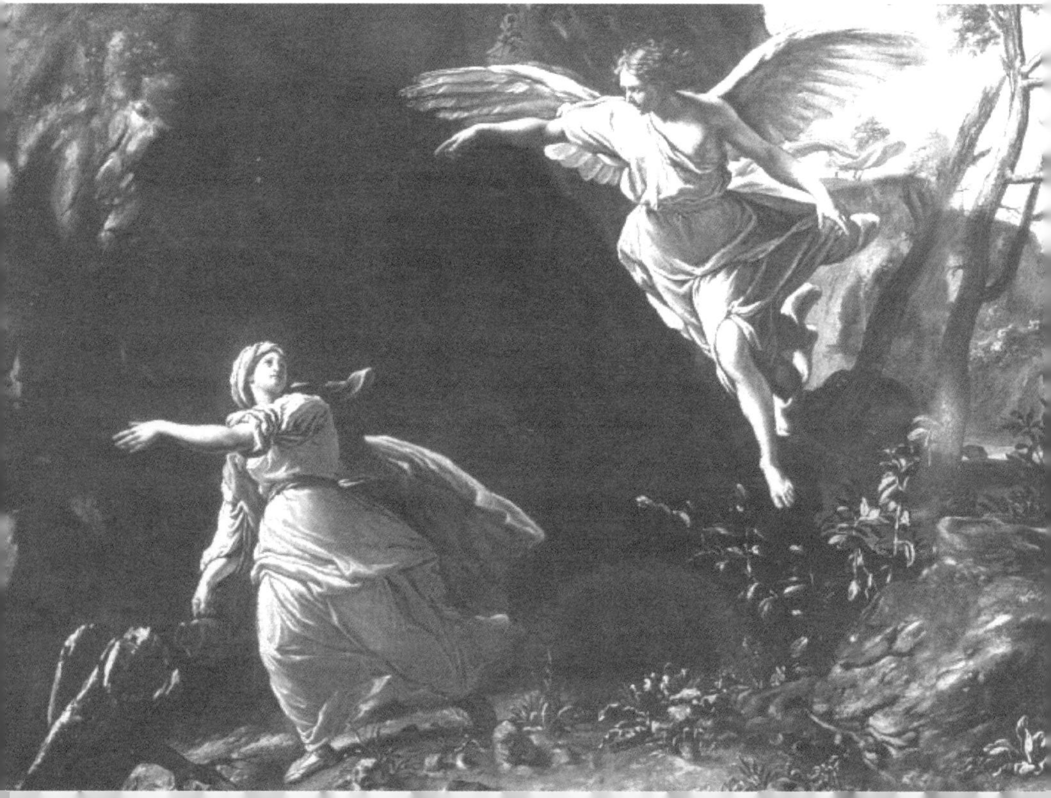

Wie Natrium den stolprigen Weg zu Ruhe und Gelassenheit fand

Als Natrium-mur an diesem Tag langsam nach Hause zurückkehrte, wußte sie nicht, ob die Begegnung in den Salzsälen im wachen Zustand oder im Traum geschehen war, sie glaubte jedoch fest daran, was sie gehört und gesehen hatte. Jetzt – so viele Jahre danach – schmunzelte sie, als ihr die erste Zeit nach diesem Erlebnis wieder ins Bewußtsein kam und wie sie das Sprichwort „Die Liebe geht durch den Magen" in die Tat umgesetzt hatte, bis ihr Mann über die Jahre hinweg dick und rund geworden war. Wie sie sich selbst völlig vergessen hatte und nur noch an ihn dachte. Sie verwechselte Tage und Termine und erschien zu den unmöglichsten Zeiten bei Freunden und Kollegen, entschuldigte sich dann hundertmal und trug Kleiderkombinationen, über die sich die anderen nur wunderten und lachten. Sie fand ihre Sachen nie, wenn sie sie brauchte. Als aber eines Tages ihr Brot im Ofen verbrannte und sie in ihrer Zerfahrenheit den Pudding fallen ließ, um es zu retten, war das Faß voll.

In der Liebe werden Traumwelt und Realität eins für Natrium-mur

„Wunderbar", sagte der Salzengel lächelnd, der plötzlich vor ihr stand „du hast nun die erste Lektion gut gelernt. Aber sich vergessen bedeutet nicht, sich selbst unbeachtet zu lassen. Wie willst du den Bedarf an Liebe des anderen decken, wenn du selbst bedürftig bist?"

„Wie?" staunte Natrium-mur, von oben bis unten mit Pudding bekleckert, „das verstehe ich nicht!"

„Erfülle dein Herz mit Achtung und Liebe für dich selbst, dann wirst du es verstehen", lachte er und verschwand.

„Warte!" schrie Natrium-mur. Tränen schossen ihr in die Augen, als sie hilflos dastand.

Natrium sorgt für ihre Nachbarn

Als der Tagtraum beendet war, erhob sich Sophie von der Terrasse, schaffte schnell und gründlich Ordnung und ging hinaus. Im Nachbarhaus hörte sie laute Worte: „Wenn ich dir alles erzählen würde, wie gemein du gewesen bist, könntest du dich vor lauter Schamgefühlen gleich ertränken! Genau vor 15 Jahren an meinem Geburtstag..." . In diesem Moment streckte Sophie ihr engelhaftes Gesicht durch die Tür und rief, als ob nichts wäre: „Hallo, Anjulie und Achmed, einen wunderschönen Morgen und Gratulation zu eurem herrlichen Geburtstag!" strahlte Angélique sie an. Zufällig hatten beide Ehepartner heute Geburtstag.

Die vor Zorn verdunkelten Gesichter staunten zunächst, dann entbrannte der Kampf erneut zwischen ihnen – es war ein Kampf zwischen Liebe und Wut, die sie für einander empfanden. Aber Angélique ließ sich nicht beirren. Sie ging zu Anjulie und drückte sie so fest an sich, daß diese kurz zu atmen aufhörte. Dann drehte sie sich zu Achmed, schaute ihm tief in die Augen und streckte ihm ihre Arme entgegen. Auf einmal lachte auch er und umarmte sie voller Liebe. Die beiden Ehepartner küßten sich versöhnt wie Frischverliebte, und Natrium mur versprach, ihnen die Vorbereitungen für die Geburtstagsfeier abzunehmen. Die beiden schauten sie dankbar an, da sie sich wegen der zu planenden Feierlichkeiten so sehr gestritten hatten.

„Das waren harte Zeiten", die Gedanken von Sophie schweiften wieder ab, *„als der Salzengel von mir verlangte, daß ich mich selbst achten sollte. Ich war hin- und hergerissen zwischen meiner Selbstachtung und dem Wunsch, die Bedürfnisse der anderen zu erfüllen. Wenn ich über meiner Selbstachtung den anderen vergaß, gab es verletzende Worte gegen mich. Alte Erinnerungen wurden wieder ausgegraben und mir vorgeworfen. Es war, als würden mir Salzsteine auf die Seele geworfen, die mich sehr verletzten." Das führte so weit, daß Natrium-mur eine Zeitlang mit niemandem mehr etwas zu tun haben wollte. Sie war von allen Menschen völlig enttäuscht, igelte sich immer mehr ein und war innerlich abwesend. Zu diesem Zeitpunkt tauchte ein alter Bekannter auf. Die Begegnung versprach ihr ein sorgloses und mit Liebe erfülltes Leben. Sie wollte ihren Mann verlassen, um mit dem Freund wegzugehen.*

Diesmal war der Salzengel sehr streng: „Möchtest du zu einem Salzstengel werden? Die alten Verletzungen und Beleidigungen, an denen du in deiner Erinnerung tief drinnen festhältst, werden in deinem Gehirn zu Salzkristallen. Wenn du dich auf die gegebene Aufgabe nicht konzentrierst und dich von alten verlockenden Erinnerungen ablenken läßt, dann wird deine Seele zu einem einzigen Salzkristall werden. Dies ist die letzte Warnung. Ab jetzt bist du auf dich selbst gestellt. Du entscheidest, was du aus dir machen willst!"

Natrium blickt nicht mehr auf die Vergangenheit zurück

Sophie erinnerte sich, wie sie danach fest entschlossen war, von ihren alten Verletzungen abzulassen. Aber sie hatte dennoch den Fehler gemacht, unbewußt einen bestimmten Wunsch unbedingt erfüllt zu bekommen. Wieder ganz ihrem Mann zugewandt und verliebt, öffnete sie ihr Herz und äußerte ihm ihren sehnlichsten Wunsch, am Meer Urlaub machen zu wollen. Ihr Mann meinte daraufhin, er hätte schon eine Überraschung für sie geplant. Sie fühlte sich jedoch nicht richtig verstanden und spürte, wie eine unbändige Wut in ihr hochstieg und sie die Beherrschung verlor und hysterisch wie von Sinnen tobte. Ihr Mann versuchte sie zu trösten, was sie jedoch noch wütender machte, und sie zertrümmerte vor lauter Wut fast das ganze Geschirr. Danach stolzierte sie aus dem Haus und kehrte lange nicht heim.

Durch Ärger erkennt sie das wahre Geschenk nicht

Als sie zurückkam, hatte ihr Mann Salusmon für sie liebevoll einen Maronenstrudel gebacken. Sie war aber innerlich noch nicht richtig versöhnt und spürte keinen richtigen Appetit, jedoch Hunger. Der Strudel schmeckte zwar vorzüglich, und sie aß eine beträchtliche Menge davon, aber trotzdem konnte sie keinen richtigen Geschmack daran finden. Am nächsten Tag fühlte sie sich gar nicht wohl. Ihr Mund war trocken, ein Durstgefühl war vorhanden, aber kein Getränk wollte ihr schmecken. Appetit hatte sie gar keinen mehr, bloß eine unangenehme, trockene Leere im Magen. Die Nase fing an zu tropfen wie ein undichter Wasserhahn. Es kratzte im Hals, und die Hitze war ihr sehr unsympathisch, machte sie sogar schlapp. Die Zunge fühlte sich wund an, und tatsächlich bemerkte sie ein paar Tage später eine wunde, rote Stelle. Das Wenige, das sie aß, schmeckte nach Nichts, und da sie sowieso auf Nichts Hunger hatte, ließ sie das Essen ganz ausfallen. Irgendwann, als es ihr hundeelend ging, kam das Bedürfnis nach Chicorée. Sie schmorte sich zwei davon in der Pfanne und ließ sie kurz mit etwas Wasser dünsten. Dann bestreute sie sie mit reichlich Salz und aß sie genüßlich. Danach verspürte sie endlich richtigen Durst und machte sich einen großen Becher Rote-Bete-Saft mit Eiswürfeln. Bald war sie wieder gesund.

Der Symptomenkomplex von Natrium muriaticum

- *Folgen von zu viel Verzehr von Kohlenhydraten (akut oder chronisch)*
- *Appetit fehlt, trotzdem Hunger*
- *Durst, aber keine Lust zu trinken*
- *Hitze ist unverträglich, macht schlapp*
- *Zunge wund, bis zu sehr schmerzhaften Aphthen*
- *Essen schmeckt nach nichts*
- *Bei Erkältung tropft die Nase anfänglich, später wird die Absonderung dicker, aber klar (eiweißartig), sie bleibt reichlich.*

Erst jetzt verriet ihr Mann die Überraschung, die er für sie geplant hatte – Ferien auf den Cook Inseln! Es wurde der schönste Urlaub, den sie sich vorstellen konnte, und ab diesem Zeitpunkt beschloß sie, von ganz bestimmten

Wünschen abzulassen, nicht mehr zurückzuschauen und darauf zu vertrauen, daß das Beste sowieso geschieht.

Seitdem waren viele Jahre vergangen, ihr Mann war bei einem Unfall tragisch ums Leben gekommen, und Natrium mur verteilte nun an ihre Mitmenschen und Bedürftige ihre Liebe, soweit es möglich war. Die Geburtstagsfeier des Nachbarehepaares fand, wie es Natrium murs Wille war, über den Nachmittag bis in die Nacht hinein statt, denn für sie war es das Schönste, wenn kein Gast an irgendwelche festen Zeiten gebunden war, um zu kommen oder zu gehen. Die schlaue Sophie war in Wirklichkeit auf ihr spontanes Hilfsangebot schon seit langem vorbereitet und mußte es nur noch in die Tat umsetzen. Es gab Früchtecocktail mit Sprudel oder Champagner. Der Hit war das selbstgemachte Bitterlemon, aus ganzen Zitronen püriert mit frisch gemachtem Kandissirup, eiskalt mit Sprudel serviert. Zum Essen gab es halbpürierte Rote-Bete-Kürbissuppe, mit Kürbiskernmus verfeinert, allerlei belegte Brote und eine Reispfanne, gefolgt von Schokoladenkuchen mit Mandel-Macadamia-Grießflammerisoße.

Es gab Ratespiele, wobei der Gewinner den Tisch wechselte, und Tänze, wo der Partner gesucht und gefunden werden mußte. Sophie – ganz im Schwung – schaute, wie ein kleines Mädchen traurig in einer Ecke saß. „Mein Herz“ , sagte Angélique zu ihr, als sie sich neben sie setzte, „was ist mit dir?“
„Mein Vater hat uns verlassen“ , weinte die Kleine.
„Ach nein, das gibt’s doch nicht“ , lächelte Angélique. „Komm mit mir“ , und nahm sie mit zu ihrer gemütlichen kleinen Kapelle in ihrem Haus.
„Als erstes fragen wir den Schutzengel von deinem Vater, was los ist,“ sagte sie zu dem Mädchen, „rufe ihn zu dir!“
Der Engel kam und erzählte: „Es ist nichts Schlimmes geschehen. Dein Vater fühlt sich einsam und ist etwas verzweifelt.“
„Sollen wir ihm einen Liebesboten schicken?“ fragte Sophie das Mädchen.
„Ja,“ strahlte diese.
„Dann sag ihm durch seinen Engel, wie lieb du ihn hast – und alles, was dein Herz ihm sonst noch sagen will,“ ermunterte sie Angélique.
„Bitte, bitte, Vater, komm zurück. Ich habe dich so lieb und brauche dich dringend. Auch Sally hat dich lieb, Mama sowieso,“ bat die Kleine.
„Und nun gehen wir und feiern.“ Angélique sprang auf, bedankte sich und

führte das Mädchen aus der Kapelle. Kaum waren sie draußen, schrie das Mädchen voller Glück auf. Ihr Vater stand da. Sie rannte zu ihm, überglücklich nahm er sie hoch, tanzte mit ihr im Arm und verschwand in der Menge. Als die letzten Gäste gingen, war Sophie immer noch voller Schwung. Vorher hatten sie alles zusammen wieder ordentlich aufgeräumt, und jeder ging, innerlich bereichert, nach Hause. Die letzten Gedanken Sophies vor dem Einschlafen streiften ihren Urlaub auf den Cook-Inseln, wo sie sich ihr Motto eingeprägt hatte: „Ich werde mich immer lieben!“

Das Arzneimittelbild von Natrium muriaticum

Der reine Natrium-muriaticum-Typ ist von kleiner, zierlicher Statur. Alle Teile des Körpers sind gut geformt, aber in Miniaturausgabe. Der kleine, sehr harmonische Kopf sitzt auf einem schlanken, schönen Hals. Das Gesicht hat einen herrlichen Glanz. Die Augen strahlen und drücken eine Offenheit aus, die einen stets willkommen heißt, so daß man sich augenblicklich in sie verliebt. Der Natrium-Mensch ist extrem empfindsam und feinfühlig, daher aber auch leicht durch Kritik oder Angriffe verletzbar. Aus Selbstschutz zieht er sich zurück, erscheint dann unbewegt und selbstbezogen, obwohl er alles in der Atmosphäre spürt.

Der Mangel an Beweglichkeit und die Störung des ”Fließenden” und der Durchströmung drücken sich auf der körperlichen Ebene in Flüssigkeitseinlagerungen (Ödeme) aus. Auch geistig ist die gleiche Störung zu finden, wobei sich die Erstarrung als Hartnäckigkeit äußert. Kein anderes Mittel hält so stur und versteinert an seinen Gedanken und Befürchtungen fest wie Natrium muriaticum.

Das Zurückblicken auf vergangene, unangenehme Ereignisse und das Erstarren darin sind so charakteristisch für Natrium muriaticum, daß dieses Arzneimittel mit der Geschichte von Sodom und Gomorrha im Alten Testament in Verbindung gebracht werden kann. Die zwei Engel, die Lot, seine Frau und seine beiden Töchter aus der vom Untergang bedrohten Stadt führten, sagten: „Rette dein Leben und sieh nicht hinter dich, bleib auch nicht stehen in der Gegend!..“ Da ließ der Herr Schwefel und Feuer regnen vom Himmel herab auf Sodom und Gomorrha und vernichtete die Städte und die ganze Gegend und alle Einwohner der Städte und was auf dem Lande gewachsen war. Lots Weib jedoch sah hinter sich in das Grauen und ward auf der Stelle zur Salzsäule.

Die Verhärtung des Natrium-Menschen wird hauptsächlich durch seine Verletzung auf der emotionalen Ebene ausgelöst, die er nicht vergessen und verzeihen kann. Dieses Nicht-Akzeptieren und das Nicht-Aussöhnen-Können gehen mit dem inneren Rückzug einher, der in der Einsamkeit endet.
Hinter dieser starken Gemütssymptomatik steht die Schwäche, mit anderen Menschen in Verbindung zu treten. Hier befindet sich der Grundstein für Kummer, Depression, Hypochondrie und für die Fixierung auf negative Gedanken. Die Unfähigkeit zum menschlichen Kontakt wird auch in seinen Beziehungen sichtbar. Der Natrium-Mensch ist immer auf der Suche nach Liebe, so verliebt er sich auch ständig neu. Aber anstatt die Liebe in sich selbst weiter zu entwickeln, erwartet er vom anderen, daß dieser seine Liebesquelle wird. So wird Natrium, immer wenn er meint, die Liebe seines Herzens gefunden zu haben, abgelehnt bzw. verletzt, oder die Liebesquelle verschwindet, indem z. B. der Partner stirbt. Aus Angst vor erneuter Verletzung versucht Natrium sich zu schützen, indem er keine erneute enge Beziehung eingeht oder nur in eine Beziehung zu einer verheirateten oder unerreichbaren Person einwilligt.

Da Natrium muriaticum niemanden an sich herankommen läßt, wird er sehr früh damit konfrontiert, auf sich selbst angewiesen zu sein, und wird somit auch der selbständigste Mensch. Mit der Zeit scheint aber kein Weg aus diesem Zustand der Einsamkeit herauszuführen, da Natrium sich nie mit anderen darüber unterhalten oder seinen Zustand offen zeigen kann. Er kann sich erst mitteilen, wenn er ganz tief in seinem Herzen spürt, daß der andere ihm hundertprozentig zuhört und mit ihm fühlt. Erst dies ist dann für ihn ein echter Trost. Wenn er aber das Gefühl hat, daß der andere für ihn nicht völlig da ist, wird er extrem wütend und schlägt um sich, körperlich und verbal.
Während Natrium keinen unechten Trost ertragen kann, kommt dennoch jeder zu ihm, um sein Herz auszuschütten. Darin zeigt sich die Fähigkeit von Natrium zu geben, aber auch seine Unfähigkeit zu nehmen.
Natrium muriaticum ist eng mit dem Prinzip der Liebe verbunden. Es geht darum, daß er lernt, Liebe zu sich selbst zu entwickeln, um sie dann fließen zu lassen und sie mit anderen zu teilen.

Wichtigste Natrium-muriaticum-Symptome

- Menschen, die sehr unwillig die Gegebenheiten akzeptieren und sich über die Arbeit ärgern, aber auch über Verweis und Tadel.
- Sie mögen es nicht, daß andere bei ihnen „nachbohren“ . Sie antworten sehr unwillig bzw. geben Informationen über sich nur ungern preis, vor allem, wenn sie den anderen nicht absolut sympathisch finden.
- Sie haben eine unzerstörbare Heiterkeit in sich, die sie unter keinen Umständen verlieren.
- Sie sind sehr mitfühlend, und das schönste Geschenk ist für sie, wenn alles fließt durch liebende Anteilnahme.
- Das einzige, was ihnen Schwierigkeiten bereitet, ist das Unverständnis des Geliebten (auch z. B. der Eltern), und sie können die Verletzungen „nie“ vergessen.
- Sie sind aber immer zur Versöhnung bereit.
- Das Leben in Liebe und Geselligkeit zu verbringen ist ihr Wunsch. Tanzen, vor allem abends, bereitet viel Freude und gibt Lebensschwung.
- Sie gehen oft sehr einsame Wege im Leben, da sie in der ständigen Erwartung leben, daß Verletzungen auf jeden Fall kommen. Jedenfalls sind ihre Anläufe zu oft fehlgeschlagen, so daß sie sich nicht mehr trauen.
- Wenn sie sich allerdings trauen und der andere es nicht genauso macht, wie sie es sich wünschen, dann sind sie sehr beleidigt oder „flippen“ aus. Sie können sich sehr eifersüchtig und unmöglich verhalten.
- Wenn sie verliebt sind und eine Entscheidung fällen müssen, dann ist die härteste Disziplin für sie ein Kinderspiel. Umgekehrt können sie im traurigen Zustand gar nichts tun.
- Die Schwangerschaft ist sehr wichtig und eine sehr empfindsame Zeit. Alles muß absolut korrekt ablaufen.
- Es tut ihnen gut, ausführlich über etwas zu reden, ihr Herz auszuschütten.

Die positive Affirmation für Natrium muriaticum lautet:
„Ich werde mich immer lieben!“

Ravi Roy und Carola Lage-Roy

FORSCHUNGSSKRIPTEN

Supervisionsprotokolle über zwei Jahre

208 Seiten, Leinen gebunden, mit Goldprägung

Die Forschungsskripten sind aus den Protokollen des Arbeitskreises von 1989-91 entstanden. Unter der Leitung von Ravi Roy und Carola Lage-Roy fand eine Supervision statt, wobei die Schüler ihre schwierigen Fälle vorstellten und grundlegende Fragen diskutiert wurden. Aus den Fällen und Diskussionsrunden entstand eine Fülle von wertvollen Informationen, nach denen man oft lange sucht.
Mit diesem Band möchten wir Ihnen einen Einblick in die Vorgehensweise der homöopathischen Behandlung mit LM-Potenzen und Hochpotenzen vermitteln, Unterschiede und Ähnlichkeiten der Mittel vergleichen und die Wesen der Mittel näher vorstellen.
Gerade für den Anfänger ist es oft nicht einfach, sich in dem unendlichen Wissensschatz der Homöopathie zurechtzufinden. Anhand dieser Fallbesprechungen können Sie sich mit der Theorie und Praxis der Homöopathie vertraut machen.

31 Fallbesprechungen

Aus dem Inhalt:

- 25-jährige Frau: Urticaria
- 21-jährige Frau: Bulimia nervosa
- 8-jähriges Mädchen: Neurodermitis
- 61-jähriger Mann: Asthma

Möchten Sie gerne wissen...

- *Welche Potenzen sich bei Hautausschlägen bewährt haben? (Seite 174)*
- *Wann Placebos eingesetzt werden können? (Seite 152)*
- *Was eine positive Reaktion ist? (Seite 79)*
- *Welche Menschen C-Potenzen besser als LM-Potenzen vertragen? (Seite 31)*
- *Warum man bei Neurodermitis nicht ohne weiteres Tuberculinum als erstes Mittel einsetzt? (Seite 59)*

...dann sollten Sie gleich die Forschungsskripten bestellen!

Lage & Roy

HOMÖOPATHISCHE RATGEBER

Ravi Roy und Carola Lage-Roy

Nr. 1

REISEN, AUCH TROPENREISEN

Der Reiseratgeber wurde in seiner 10. Auflage stark erweitert und mit der gründlichen Behandlungsweise vieler Krankheiten ergänzt, z.B. Malaria, Hepatitis, Typhus, Gelbfieber, Chagas, japanische Meningitis, Rocky Mountains Fieber u.v.a. sowie kleinere Übel, wie Befall von Kritschi, Tropenschnupfen usw. Die neuesten Erkenntnisse der Autoren sind integriert worden. Randspalten und zahlreiche Abbildungen machen diesen Ratgeber zu einem übersichtlichen und praktischen Begleiter.
Als zusätzliche Lektüre eignet sich der Ratgeber bei Notfällen für den gesundheits- und umweltbewußten Reisenden.

Jetzt 144 Seiten *10. Auflage 1998*
Der neue Reiseratgeber ist auch als CD-ROM erhältlich.

Nr. 3

IMPFSCHÄDEN

Impfung stellt immer einen Anschlag auf das Immunsystem dar und kann zu schweren gesundheitlichen Schäden führen. Diese möglichen Impffolgen werden ausführlich u.a. von Dr. Buchwald geschildert und statistisch erfaßt. Aus homöopathischer Sicht wird aufgezeigt, wie sich die herkömmliche Impfung auf unseren Organismus auswirkt. Wir möchten vor allem Eltern darüber aufklären, was sie über die Impfung und ihre Kontraindikationen wissen sollten.

Weiteres aus dem Inhalt:
Impfungen können die homöopathische Behandlung blockieren, Impfblockaden, schwere Impfschäden (Dr. Buchwald), Risiken des Tine-Tests, Impfstoffzusätze und Impffolgen, Rechtshilfe. *72 S., 5. Aufl. 1999*

Nr. 4

HOMÖOPATHISCHE PROPHYLAXE

Das Thema Impfen und die Risiken werden uns immer bewußter. Viele Eltern möchten ihre Kinder nicht mehr dem hohen Risiko von Nebenwirkungen und dauerhaften Schädigungen aussetzen. Andererseits wollen sie ihre Kinder auch nicht ungeschützt lassen. Die Homöopathie bietet eine bewährte Alternative für einen sanften Schutz vor Kinderkrankheiten durch Nosoden, Hauptmittel und spezielle Epidemiemittel.

Weiteres aus dem Inhalt:
Tetanusschutz, Hintergründe zur Hib-Impfung, Appelle gegen die Impfpflicht, Impffragebogen, Folgen einer MMR-Impfung, Bildung von Diphtherie-Antitoxinen nach homöop. Prophylaxe *36 Seiten 6. Aufl. 1999*

Nr. 5

GRIPPE

Hier geht es um die Behandlung der echten Grippe (Influenza), die einen wesentlich schwereren Krankheitsverlauf hat als eine normale Erkältung. Eine wichtige Voraussetzung liegt in der Stärkung des Immunsystems. Der homöopathische Schutz vor Grippe, Ernährungs- und Verhaltensratschläge, die Rolle des heilsamen Fiebers, die sanfte und nebenwirkungsfreie Grippe-Behandlung sowie die Nachbehandlung werden in diesem Ratgeber erläutert.

Weiteres aus dem Inhalt:
Zungendiagnostik zur Mittelwahl, Wesen des tuberculinischen Miasmas, Risiken der Grippe-Schutzimpfung

39 Seiten *3. Auflage 1999*

Lage & Roy

HOMÖOPATHISCHE RATGEBER

Ravi Roy und Carola Lage-Roy

Nr. 6

SCHWANGERSCHAFT

Durch die heutige Medizin fühlen sich Schwangere in zunehmendem Maße verunsichert. Gerade in der sanften und nebenwirkungsfreien Schwangerschaftsbehandlung liegt eine Domäne der Homöopathie. Es können eigene Schwächen bearbeitet werden, um dem Kind eine gesunde Basis für das Leben zu bieten. Die am häufigsten von Frauen gestellten Fragen werden beantwortet. Medikamente und ihre möglichen Folgen werden übersichtlich aufgeführt.

Weiteres aus dem Inhalt:

Häufige Schwangerschaftsbeschwerden wie Übelkeit und Durchfall, Risiken von Routineuntersuchungen, Ultraschall, Mikrowelle und Bildschirmarbeit, Fallbeschreibungen: Placenta praevia und Unterversorgung des Foetus, Ernährung *72 Seiten 4. Auflage 1999*

Nr. 9

SÄUGLING-WOCHENBETT

Dieser Ratgeber wendet sich vor allem an junge Mütter, Väter, Geburtshelfer und Großeltern, die mit Rat und Tat der jungen Familie zur Seite stehen möchten. Wichtigen Beschwerden und Krankheitszustände des Neugeborenen und der Wöchnerin wie auch das Thema „Stillen“ und die damit verbundenen Probleme werden ausführlich behandelt. Erstmals beschreiben wird die „Indische Wochenbettmassage“. Sie stellt eine wertvolle Hilfe für die Wöchnerin nach der Geburt dar.

Weiteres aus dem Inhalt:

Nachwehen, Wochenbettfluß, Uterusrückbildung, Wochenbettdepression, Brustentzündung, Durchfall, Verstopfung, Urinverhalten, geburtsbedingte Verletzungen, Plötzlicher Kindstod, Rachitisprophylaxe, Gelbsucht, Krämpfe, Impfen, Öleinreibung für das Baby. *160 Seiten 2. Auflage 1998*

Nr. 8

GEBURT

Der Wunsch nach einer natürlichen Geburt setzt sich immer mehr durch. Dieser Ratgeber möchte werdenden Müttern, sowie Hebammen und Geburtshelfern die nötigen Informationen geben, um diese Vorstellungen Wirklichkeit werden zu lassen. Die Homöopathie steht hier hilfreich zur Seite. Ausführlich wird die Behandlung der „Eklampsie“ geschildert.

Weiteres aus dem Inhalt:

Ernährung, Geburtsphasen, Hausgeburt, Gefahren der Routinemaßnahmen, Dammschutz, Kaiserschnitt, Steißlage, Wehenschwäche, Ultraschall, Toxoplasmoseschutz, Erfahrungsberichte

40 Seiten 3. Auflage 1995

Nr. 10

KINDERKRANKHEITEN

Kinderkrankheiten dienen dazu, das Leben besser zu meistern und stärken das Selbstvertrauen. Dieser Ratgeber möchte Eltern und Therapeuten helfen, Kinderkrankheiten richtig zu verstehen und sie befähigen, den Heilungsprozeß mit homöopathischer Hilfe zu unterstützen.

Empfehlenswert zu diesem Ratgeber ist die Broschüre Nr. 4 „Die homöopathische Prophylaxe“.

Weiteres aus dem Inhalt:

Scharlach, Masern, Windpocken, Röteln, Mumps, Keuchhusten

56 Seiten 4. erweiterte Auflage 1999

HOMÖOPATHISCHE RATGEBER

Ravi Roy und Carola Lage-Roy

Nr. 11

ZÄHNE

Zahnverfall muß nicht sein! Dieser Ratgeber vermittelt Ihnen Informationen für die Gesunderhaltung Ihrer Zähne. Durch die ganzheitliche homöopathische Behandlung können Sie Karies und Zahnstein verhindern sowie Kieferfehlstellungen korrigieren. Schwerpunktmäßig wird die Kariesprophylaxe bei Kindern behandelt, außerdem die homöopathische Ausleitung von Amalgam, Palladium und Gold.

Weiteres aus dem Inhalt:

Fluorproblematik, Angst vor dem Zahnarzt, Begleittherapie bei chirurgischen Eingriffen, Ausleitung von Betäubungsmitteln, schmerzlindernde Mittel, Versiegelung der Zähne, Zahn- und Mundpflege, Schutz vor Röntgenstrahlen, Amalgam und die möglichen Probleme, Symptome der Amalgamkompenenten.

80 Seiten 2. erweiterte Auflage 1996

Nr. 12

GRUNDLAGENWISSEN

„Similia similibus curantur“ - „Ähnliches wird durch Ähnliches geheilt!“ In diesem Heft wird das Lebenswerk Samuel Hahnemanns gewürdigt und seinen schweren und fruchtbarer Weg vom unzufriedenen Schulmediziner zum Begründer der Homöopathie geschildert. Die überarbeitete Ausgabe beinhaltet eine Einführung in die Grundlagen der Homöopathie und geht auf die immer noch bestehenden Vorurteile ihr gegenüber detailliert ein.

Weiteres aus dem Inhalt:

Lebensstationen Hahnemanns, die Ehe mit Melanie, berühmte Schüler, Anekdoten, eine homöopathische Kriminalgeschichte, Interview mit Hahnemann aus heutiger Sicht. *96 Seiten 4. erweiterte Auflage 1997*
(Vormaliger Titel „200 Jahre Homöopathie“)

Nr. 13

RADIOAKTIVITÄT, OZON UND SONNE

Dieser Ratgeber, der nach Tschernobyl entstand, ist jetzt um zwanzig Seiten erweitert und aktualisiert worden. Er enthält neue Arzneimittelprüfungen über X-Ray (Röntgenstrahlen) und Plutonium sowie das ausführliche Arzneimittelbild von Radium bromatum, welches durch zahlreiche Fallbeispiele belegt wird. Angesichts der steigenden Ozonbelastung werden einige Mittel zum Schutz vor Sonne und Ozon aufgeführt.

Weiteres aus dem Inhalt:

Verschiedene natürliche Dekontaminationsmethoden, Strahlenschäden nach Krebsbehandlung, radioaktive Belastung in Haus und Garten, Ernährung und allgemeine Verhaltensmaßnahmen, Adressen von Meßstellen *72 Seiten 5. Auflage 1998*

Nr. 14

NEURODERMITIS

Die Neurodermitis hat sich in den letzten Jahren immer mehr verbreitet. Vor allem Kinder leiden oft sehr darunter. Die Homöopathie bietet Möglichkeiten, dieses als schwer heilbar geltende Leiden zu lindern und zu heilen. Auf den Einfluß von Impfungen, besonders der Polioimpfung, wird ausführlich eingegangen.

Weiteres aus dem Inhalt:

Allgemeine Maßnahmen und Tips bei jukkenden Hautausschlägen, wichtige homöopathische Mittel, Zusätze in Lebensmitteln als Allergieauslöser, Interview: Homöopathie und klinische Ökologie, Erfahrungsberichte und Fallbeschreibungen

40 Seiten 3. erweiterte Auflage 1997

HOMÖOPATHISCHE RATGEBER

Ravi Roy und Carola Lage-Roy

Nr. 15

IMPFFOLGEN UND BEHANDLUNG

Eine hochinteressante Lektüre für alle Menschen, welche die Polio- und Tetanusimpfung bekommen haben. Erstmals wird beschrieben, wie mit Hilfe der homöopathischen Nosoden-Therapie Rückschlüsse auf Impfauswirkungen auf den seelischen Bereich gezogen werden können. Viele Impfschäden werden als „leicht bezeichnet" und sind daher kaum zu beweisen. Hier werden Sie über die homöopathischen Möglichkeiten der Behandlung von Impfschäden informiert. Die Impfnosoden haben sich als wichtige Konstitutionsmittel herausgestellt.

Weiteres aus dem Inhalt:

Neue Arzneimittelprüfungen: Polio- und Tetanusnosode; Impfschäden wie z.B. Neurodermitis, Allergien, Autismus; BCG-Impfung; neues über Pasteur

56 Seiten *3. Auflage 1997*

Nr. 16

MENSCH UND TIER

Dieses Buch über die homöopathische Behandlung von Hunden, Katzen und Pferden erfreut alle Tierfreunde. Die wichtigsten Katzen- und Hundekonstitutionstypen werden herausgearbeitet, die Möglichkeit einer tiereiweißarmen Ernährung erläutert, die Impffrage und Wurmtherapie aus anderem Blickwinkel gesehen, über eine Begleittherapie bei Kastration und Sterilisation sowie über das Vermeiden von Verhaltensstörungen berichtet.

Weiteres aus dem Inhalt:

Miasmatische Grundlagen des Fleischverzehrs. Qualzüchtung; Ungezieferbefall; Fallbeschreibungen; LM-Potenzen in der Konstitutionsbehandlung der Pferde; Tollwutprophylaxe. *160 S.* *2. Auflage 1997*

Nr. 18

VÖGEL, GEFLÜGEL UND ZIERVÖGEL

Dieses Heft beinhaltet nicht nur die wichtigsten Krankheiten der Vögel und ihre homöopathische Behandlung, sondern versucht auch, die Bedeutung der Vögel für uns Menschen neu zu beleuchten. Durch in der Regel 14maliges Impfen des Geflügels sind Fleisch und Eier hoch belastet.

Nebenwirkungsfreie Alternativen zur herkömmlichen Krankheitsprophylaxe werden aufgezeigt.

Weiteres aus dem Inhalt:

Parasiten, Durchfall, Schnabelschwamm, Schnupfen, Allergien, Federrupfen, Seuchenprophylaxe auf Straußen- und Hühnerfarmen, spirituelle Erlebnisse

82 Seiten *1. Auflage 1995*

Nr. 19

SCHULSCHWIERIGKEITEN

Dieser Ratgeber wendet sich insbesondere an Eltern, Lehrer und Erzieher. Er zeigt anhand zahlreicher Arzneimittelbilder und Fallbeschreibungen auf, wie Kindern das Lernen mit Hilfe der Homöopathie erleichtert werden kann.

Die folgenden Themen bilden den Kern des Ratgebers:

Konzentrationsschwierigkeiten, Angst oder Unlust vor der Schule, Probleme in der Pubertät, Depressionen, Rechtschreibschwäche, Schwierigkeiten in Mathematik, Geschichten aus dem Schulalltag, Fallbeispiele. *112 Seiten* *1. Auflage 1998*

Lage & Roy

A. und D. Pulford / Ravi Roy

Pneumonie

Lungenentzündung homöopathisch behandeln

1998, 192 Seiten, gebunden

In einer Zeit, in der die Menschen immer resistenter gegen Antibiotika werden, kommt der Behandlung der Lungenentzündung mit Homöopathie eine zukunftsweisende Bedeutung zu. Den Kern dieses Buches bildet eine Materia Medica, in der die wichtigsten Mittel bei Pneumonie von Drs. Pulford vorgestellt werden, die Ende des letzten Jahrhunderts gelebt haben. Ein übersichtlich angeordnetes Repertorium erleichtert vor allem im Notfall die Suche nach dem richtigen Heilmittel. Ergänzt wird das Buch durch eine Arzneimittellehre von den bekannten Homöopathen Farrington, Nash und Tyler.

- Dieser Aufsatz von Ravi Roy über den miasmatischen Hintergrund der Lungenentzündung ist für die Behandlung von großem Wert!
- Roy gibt Therapievorschläge, wie man die schädlichen Folgen von Antibiotika abmildern und die Gesundheit nach einer Antibiotikabehandlung mit Hilfe der richtigen Ernährung und spezieller homöopathischer Mittel wieder aufbauen kann.

Herbert A. Roberts

Repertorium der Empfindungssymptome

„Als-ob-Symptome" in der Homöopathie

1998, 400 Seiten, gebunden

Dieses Repertorium der Als-ob-Symptome ist einzigartig, weil der Großteil der Symptome in keinem Index, auch nicht in den erweiterten Repertorien auf der Basis von Kent, die zum Teil nur auf Englisch zu erhalten sind, zu finden ist.

Es kann immer wieder vorkommen, daß die normale Repertorisation das Similimum nicht herauskristallisiert. Besonders in solchen Fällen bietet dieses Spezialrepertorium einen Anhaltspunkt für ein ähnliches Mittel, welches im großen Repertorium fehlt oder in der Repertorisation nicht so deutlich erscheint. Das vorliegende Repertorium „Als-ob-Symptome" versucht, diese Lücken zu schließen. Es ist eine hervorragende Hilfe zum Finden des Similimums.

! Es ist das umfangreichste deutschsprachige Repertorium der Als-ob-Symptome.

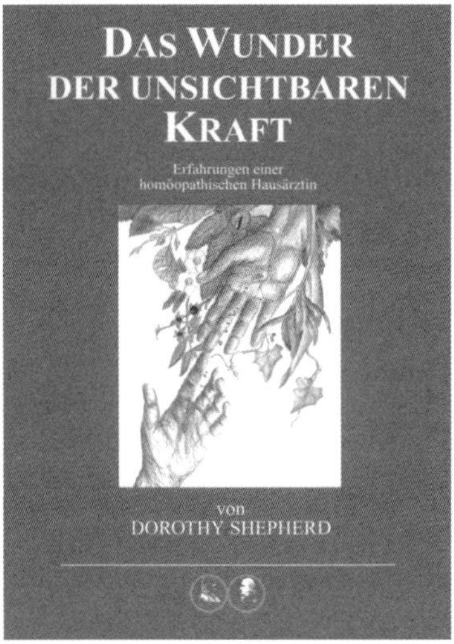

Das Wunder der unsichtbaren Kraft

Erfahrungen einer homöopathischen Hausärztin
von Dorothy Shepherd

274 Seiten, DM 39,80
Lage & Roy Verlag für
homöopathische Literatur, Murnau, 1995
ISBN 3-929108-20-8

Dieses Buch ist nicht neu verfaßt worden – Dr. Shepherd war eine Schülerin des hervorragenden Homöopathen Dr. J. T. Kent in Chicago und starb bereits 1952 – und es zeigt auch keine neuen wissenschaftlichen Ergebnisse im Heilbereich Homöopathie. Die erste deutsche Übersetzung macht jedoch deutlich, wie viele Wunder das richtige homöopathische Mittel im richtigen Moment erzielen kann. Dieses Buch soll weder ein Lehrbuch der Homöopathie noch ein vollständiges Werk über klinische Homöopathie sein. Dr. Shepherd hat lediglich mehr oder minder zufällig herausgegriffene Erfahrungen, die in der Homöopathie verborgene große Wahrheit veranschaulichen sollen, gesammelt und Krankengeschichten in spannende Erzählungen mit teilweise eigenwilligen Pointen verwandelt.

Dieses Buch wendet sich an alle, die auf der Suche nach einer für sie stimmigen wahren Heilmethode für den Menschen in seiner Gesamtheit von Körper, Geist und Seele sind. Es gibt kaum ein vergleichbares Werk, das sich gleichermaßen an Leser wendet, die noch nie etwas von Homöopathie gehörten haben, wie auch an langjährige Therapeuten, die durch diese Lektüre wieder neu angeregt werden, auf dem homöopathischen Weg mit voller Kraft fortzufahren. Denn neben den unterhaltsamen Fallgeschichten liefert das Buch noch unendlich viel Detailwissen der homöopathischen Wirkungsweise und konkrete Angaben zur Mittelwahl mit den dazugehörigen Entscheidungshilfen zum Repertorisieren.

In der deutschen Auflage sind ferner die Kernpunkte der Fallgeschichten und der homöopathischen Wirkungsweise anhand von Randbemerkungen hervorgehoben, wodurch das umfangreiche Material Struktur erhält und späteres Nachschlagen erleichtert wird.

Dorothy Shepherd sammelte ihre wertvollen homöopathischen Erfahrungen in ihrer Praxis und in Kliniken in den ärmeren Teilen Londons. Sie schrieb ihre Fälle so lebendig mit Herz und Seele, daß sie wie ein Stück lebendiges Wissen im Bewußtsein des Lesers verankert werden.

Kranke Kinder mit Homöopathie behandeln

Schwerpunktthema: Impfung

Behandlung der infektiösen Kinderkrankheiten, Durchfall, Verstopfung, Erkältungskrankheiten und Ohrenschmerzen. 13 Konstitutionsmittel für Kinder von der Säuglingszeit bis zur Pubertät werden ausführlich beschrieben.

Droemer Knaur Verlag, München
496 Seiten

Selbstheilung durch Homöopathie

Das Hausbuch für die ganze Familie

Eine Anleitung zur Selbsthilfe für die ganze Familie von Zahnungs-beschwerden beim Säugling bis zu Angina pectoris beim alten Menschen, z.B. Erste-Hilfe-Maßnahmen, Erkältungskrankheiten, Ischias, Zahn- und Ohrenschmerzen, Neuralgien, Koliken, Schwangerschaftsbeschwerden, etc.

Droemer Knaur Verlag, 416 Seiten

NEU: HOMÖOPATHIE FÜR MUTTER UND KIND

In diesem Buch werden alle Probleme in der Schwangerschaft, bei der Geburt und im Wochenbett erörtert.

Goldmann-Verlag, München, 352 Seiten

Homöopathischer Ratgeber Nr. 7

AIDS

Was Sie schon immer über AIDS und seine homöopathische Behandlung wissen wollten.

VORANKÜNDIGUNG *Ravi Roy* VORANKÜNDIGUNG

Miasmen – Die Psora

Die Miasmen, die Grundursachen der Krankheiten, sind so sehr in unser Leben verflochten, daß man sie schwer als solche identifizieren kann. Hahnemann bezeichnete die Psora als die Mutter aller Krankheiten. Dieses Buch zeigt Ihnen die Entdeckung der Psora, ihre Entstehungsgeschichte, den geistigen Hintergrund und Hahnemanns Erläuterungen über sie.

Fordern sie unseren Gratiskatalog an. Alle Bücher sind zu beziehen über jede Buchhandlung oder direkt bei:

LAGE & ROY
Verlag und Buchversand für homöopathische Literatur

Das Ravi Roy Lehr- und Forschungsinstitut für Homöopathie bietet regelmäßig Ausbildungen sowie Seminare für Fortgeschrittene an. Fordern Sie unser Veranstaltungsprogramm an.

RAVI ROY
Lehr- und Forschungsinstitut für Homöopathie

Hörnleweg 36, 82418 Murnau
Tel. 08841/44 55 Fax. 42 98

Auslieferung Schweiz: Nievergelt, Obere Tanne, 8344 Bäretswil Tel. + Fax 0041-1-9392540